PETITE ENCYCLOPÉDIE MÉDICALE
XXXIII



# JURISPRUDENCE PHARMACEUTIQUE

PAR

PAUL ROUÉ
AVOCAT A LA COUR D'APPEL DE PARIS

*Deuxième Edition*

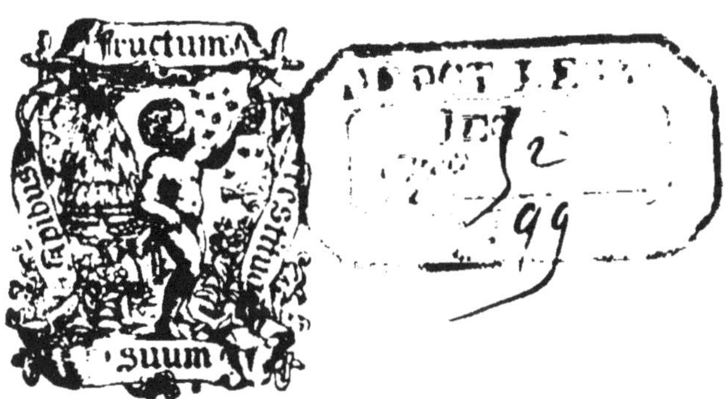


PARIS
SOCIÉTÉ D'ÉDITIONS SCIENTIFIQUES
4, RUE ANTOINE-DUBOIS, 4
PLACE DE L'ÉCOLE-DE-MÉDECINE
1899

# JURISPRUDENCE PHARMACEUTIQUE

A LA MÊME SOCIÉTÉ D'ÉDITIONS

# Encyclopédie des Connaissances Pratiques

I. — **Comment s'obtient le Bon Vin**, par MAUMENÉ (E.-J.), Docteur ès-sciences. Lauréat de l'Institut
In-8° de 238 pages, 51 figures, broché. . . . **3 fr. 50**

II. — **Les Fermentations**, par BOURQUELOT (Emile), Docteur ès-sciences Professeur agrégé à l'école supérieure de pharmacie de Paris. Pharmacien en chef de l'hôpital Laënnec.
In-8° de 205 pages, illustré de 21 gravures intercalées dans le texte Prix : cartonné. . . . . . . . . . . . **4 fr. »**

III. — **Les Grandes Cultures de la France**, par LARBALÉTRIER (Albert), Professeur à l'école d'agriculture du Pas-de-Calais.
1 vol. sur beau papier in-8° de 360 pag. Prix : cart. **4 fr. »**

IV. — **Instructions pratiques sur l'Utilité et l'Emploi des Machines agricoles sur le terrain.** — *LABOURS*, par DEBAINS (Alfred). Ingénieur des Arts et Manufactures, Professeur de génie rural à l'école nationale d'agriculture de Grand-Jouan.
In-8° de 217 pages, illustré. Prix : cartonné . . **4 fr. »**

V. — **Instruction pratique sur l'Utilité et l'Emploi des Machines agricoles sur le terrain.** — *SEMAILLES*, par DEBAINS (Alfred), Ingénieur des Arts et Manufactures, Professeur de génie rural à l'école nationale d'agriculture de Grand-Jouan.
In-8e de 224 pages, illustré. Prix : cartonné . . **4 fr. »**

VI. — **L'Hygiène nouvelle dans la Famille**, par CANCALON (le Dr A.-A.). — Préface du Dr DUJARDIN-BAUMETZ, membre de l'Académie de médecine. — (2e édition).
In-8° de 208 pages : broché, **3** fr. **50**, cartonné . **4 fr. »**

VII. — **L'Industrie du Gruyère**, par MARTIN (Ch.-J.), Ingénieur agronome, Directeur de l'école nationale de l'industrie laitière de Mamirolle (Doubs).
In-8° de 238 pages, avec figures et plans dans le texte. Prix : broché, **3** fr. **50**, cartonné . . . . . . . . . **4 fr. »**

VIII. — **Instructions pratiques sur l'Utilité et l'Emploi des Machines agricoles sur le terrain.** — *RECOLTES*, par DEBAINS (Alfred), Ingénieur des Arts et Manufactures, Professeur de génie rural à l'école nationale d'agriculture de Grand-Jouan.
In-8 de 208 pages, illustré. Prix : cartonné. . . **4 fr. »**

IX. — **Comment s'obtient le Bon Cidre**, par DE CHAMPVILLE (Fabius), Officier d'académie, Chevalier du Mérite agricole.
In-8 de 304 pages, avec 63 figures dans le texte. Prix : cartonné. . . . . . . . . . . . . . . . . **4 fr. »**

X. — **Les Ferments solubles (Diastases)**, par BOURQUELOT (Emile), Docteur ès-sciences, professeur agrégé à l'école supérieure de pharmacie de Paris, Pharmacien en chef de l'hôpital Laënnec
In-8°, broché, **3** fr. **50**, cartonné . . . . . **4 fr. »**

*PETITE ENCYCLOPÉDIE MÉDICALE*
XXXIII

# JURISPRUDENCE
# PHARMACEUTIQUE



PAR

**PAUL ROUÉ**
AVOCAT A LA COUR D'APPEL DE PARIS

*Deuxième Edition*

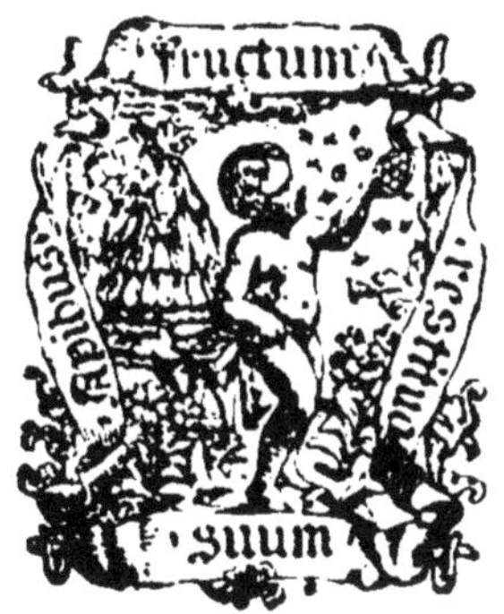


PARIS
SOCIÉTÉ D'ÉDITIONS SCIENTIFIQUES
4, RUE ANTOINE-DUBOIS, 4
PLACE DE L'ÉCOLE-DE-MÉDECINE
1899

# JURISPRUDENCE PHARMACEUTIQUE

## CHAPITRE PREMIER

### HISTORIQUE

Les premiers essais de réglementation de la pharmacie remontent à Charles VIII, pour aboutir, fin du règne de Louis XII, à une ordonnance acceptable. En 1638, un édit organise des examens et revise la police ; en 1682, un autre édit interdit à toutes autres personnes qu'aux pharmaciens, la vente des substances qualifiées poisons. Enfin vient la déclaration royale de 1777 qui crée, à Paris, le collège des pharmaciens et établit une ligne de démarcation entre eux et les épiciers. Cette déclaration est encore en vigueur aujourd'hui dans les parties qui n'ont pas été expressément abrogées. Mais la loi fondamentale est celle du 21 germinal an XI (11 avril 1803) qui organise des écoles de pharmacie et réglemente l'exercice de la profession de pharmacien.

## PRÉLIMINAIRES D'EXERCICE

Des écoles, nous ne dirons rien, les règles à suivre n'étant que des formalités indiscutables, et nous aborderons immédiatement l'exercice de la profession.

Les derniers examens passés et le titre obtenu, le pharmacien est tout d'abord obligé de présenter son diplôme, à Paris, au préfet de police, en province, au préfet du département où il s'installe, et de prêter serment, dont acte lui est délivré sur son diplôme. Le pharmacien qui s'installerait sans avoir rempli ces formalités, pourrait être poursuivi pour exercice illégal de la pharmacie.

A chaque installation nouvelle, le diplôme devra être représenté au maire, ou au commissaire de police, et soumis à son visa. Il en sera de même pour le livre de copie d'ordonnances.

Avec l'acquisition de son officine, le pharmacien devient commerçant et, conséquemment, soumis à toutes les obligations commerciales : patente, livres (journal, copie de lettres, livre d'inventaires, etc.), vérification des poids et mesures, sera sujet à la faillite, etc.

Il est justiciable du Tribunal de commerce et son contrat de mariage sujet au dépôt prescrit par l'art. 67 du Code de commerce.

Les pharmaciens peuvent se constituer en syndicats professionnels. Dans certaines villes, ils peuvent faire partie du Conseil de prud'hommes.

Leur action pour se faire payer du prix de leurs médicaments se prescrit par deux ans.

S'ils ont des alambics, ils devront les faire déclarer, à peine d'amende.

Comme à tout le monde, il leur est loisible d'avoir plusieurs genres de commerce, mais comme pharmaciens, il leur est interdit d'exercer, dans leur pharmacie, d'autre commerce que celui des drogues. De cette prohibition il résulte que le pharmacien, pour cumuler un autre commerce avec celui de la pharmacie, devrait avoir deux magasins séparés.

## NOUVELLE LOI SUR L'EXERCICE DE LA PHARMACIE

ART. 1er. — Désormais, il ne sera plus délivré qu'un seul diplôme de pharmacien, correspondant au diplôme de 1re classe existant lors de la promulgation de la présente loi.

Il n'est rien innové en ce qui touche le diplôme supérieur de pharmacien de 1re classe créé par le décret du 12 juillet 1878.

ART. 2. — Les pharmaciens reçus à l'étranger, quelle que soit leur nationalité, ne pourront plus exercer la pharmacie en France qu'à la condition d'avoir obtenu le diplôme de pharmacien délivré par le gouvernement français à la suite d'examens subis devant un établissement d'enseignement supérieur de pharmacie de l'Etat.

Tout étranger, quoique muni du diplôme de pharmacien français, ne pourra exercer la pharmacie en France que si, par réciprocité, un

Français pourvu du diplôme de pharmacien délivré par le pays auquel appartient cet étranger peut exercer la pharmacie dans ce pays.

Art. 3. — Les étudiants étrangers qui postulent le diplôme de pharmacien en France sont soumis aux mêmes règles de stage, de scolarité et d'examens que les étudiants français.

Un diplôme spécial pourra être délivré aux étudiants étrangers sans leur conférer le droit d'exercer la pharmacie sur aucune partie du territoire français.

Les étudiants aspirant à ce diplôme seront soumis aux mêmes règlements et examens que les étudiants français.

Toutefois, il pourra leur être accordé, en vue de l'inscription réglementaire, soit la dispense des grades français requis pour l'inscription, soit l'équivalent des grades obtenus par eux à l'étranger, ainsi que des dispenses partielles de scolarité correspondant à la durée des études faites par eux à l'étranger.

Dispositions transitoires. — Pendant un délai de deux ans à partir de la promulgation de la présente loi, les étudiants pourront être admis à s'inscrire au stage en vue du titre de pharmacien de 2e classe, conformément aux règlements en vigueur.

Un règlement d'administration publique fixera l'époque à laquelle le diplôme de 2e classe cessera d'être délivré.

Les pharmaciens pourvus du diplôme de 2e classe pourront exercer sur tout le territoire de la République.

# CHAPITRE II

## OUVERTURE ET EXPLOITATION DE PHARMACIE

Tout pharmacien diplômé peut, sans avoir besoin d'autorisation, ouvrir et exploiter une officine : le pharmacien de première classe dans toute l'étendue du territoire, celui de seconde classe mêmement depuis la nouvelle loi.

Mais pour l'exercice légal de sa profession, le pharmacien devra toujours être propriétaire de son officine et des accessoires. En conséquence, se rendraient coupables d'exercice illégal de la pharmacie le propriétaire non diplômé et le gérant reçu pharmacien aussi bien que le propriétaire et son gérant, tous les deux diplômés, si le premier n'exerçait plus dans son officine.

En conséquence la loi a établi cette présomption que le pharmacien qui exploite est propriétaire du fonds. L'offre de la preuve contraire n'est pas recevable. Voici un cas.

Le 27 octobre 1886, M. Barboux, syndic de faillites, faisait pratiquer une saisie sur les objets mobiliers et le matériel garnissant une pharmacie à Paris, dans laquelle B..., pharmacien, exerçait sa profession.

Madame B..., épouse séparée de biens du pharmacien, revendiquait les objets saisis comme ayant acquis le fonds de pharmacie d'un sieur M..., pharmacien, suivant acte du 18 janvier 1877, et comme étant locataire des lieux où est exploitée la pharmacie.

Cette demande en revendication a été rejetée par un jugement du Tribunal de la Seine (30 décembre 1889) confirmé par un arrêt de la Cour (7 mars 1891) où nous lisons :

« Considérant qu'aux termes de la déclaration du 25 avril 1877 et de l'article 25 de la loi de germinal, an XI, nul ne peut tenir une officine de pharmacien s'il n'est propriétaire du fonds et du diplôme ;

Que la gérance et la propriété doivent, sous peine de contravention, résider dans les mêmes mains ;

Que B... exploite une pharmacie au numéro ..., de la rue ... ; que son enseigne, sa patente, l'insertion sur la liste prescrite par la loi de germinal le désigne, ainsi que son diplôme, à l'administration et au public comme le titulaire de la pharmacie ;

Qu'à l'encontre de Barboux, ès-qualités, créancier-saisissant, la dame B... soutient qu'elle serait, en réalité, propriétaire de l'officine comme l'ayant achetée en 1876, de ses propres deniers ; que, conséquemment, Barboux serait non recevable ;

Mais considérant que la dame B... ne saurait être admise à prétendre, en justice, à l'appui de sa demande en revendication, qu'elle exploitait une pharmacie sous le nom de son mari ; qu'en effet le propriétaire d'une pharmacie doit être muni d'un diplôme et qu'il ne suffirait pas pour répondre au vœu de la loi, qu'il la fît gérer par une personne pourvue de ce diplôme ;

Que dès lors le droit de propriété qu'invoque madame B... aurait pour base un acte que réprime la loi pénale ; qu'un délit ou une contravention ne sauraient constituer le principe d'une action devant la juridiction civile ;

Que, conséquemment, son action n'est pas recevable........ »

Question très importante et qui pourrait se poser bien des fois : un non-pharmacien peut-il acheter et posséder légalement le matériel et le droit au bail d'une pharmacie ?

La jurisprudence et la doctrine semblent affirmer que nul ne saurait être propriétaire, même pour partie, d'une officine, s'il n'est pourvu du diplôme de pharmacien et à ce sujet, comme plus haut, on lit dans un considérant du Tribunal de Valence (décembre 1881). «...la propriété du matériel étant indispensable à l'exercice de la pharmacie ».

En effet, l'intention de la loi est de donner au pharmacien, dans l'intérêt de la santé publique, toute l'indépendance possible. C'est pour cette raison qu'elle lui interdit l'association avec un non diplômé qui, lui, ne serait plus guidé, comme le pharmacien, par le culte de la science, l'instinct professionnel, l'humanité, mais par le seul lucre. En conséquence, nous nous prononçons dans le sens de l'arrêt cité plus haut.

Il a été jugé, toutefois, qu'un fonds de pharmacie peut être attribué à la femme séparée de biens, à titre de reprise, lorsque le mari reste titulaire de l'officine et gérant personnel et responsable.

Ce jugement, rapporté par le « Droit » (28 juin 1882), nous semble contestable s'il établit, en faveur de la femme, autre chose qu'un droit de créance pur et simple.

Lorsqu'une Société anonyme s'est constituée pour exploiter un fonds de pharmacie, les membres du conseil d'administration, qui ouvrent l'officine et la font tenir par un gérant, même diplômé, sont en contravention.

Supposons l'association d'un non diplômé commanditaire et d'un pharmacien gérant, que faut-il en penser? Le principe de la loi semble respecté et l'association licite, mais elle changerait de caractère pour peu que le non diplômé participât à la gérance et que le pharmacien cessât d'être l'unique arbitre de l'exploitation.

Voici, au reste, ce qu'on peut dire de l'association en pharmacie.

## ASSOCIATION

Tandis que la loi en discussion sur la pharmacie prévoit et règlemente l'association, celle de germinal est muette sur ce point; aucun article de son texte ne l'interdisant, l'association est donc légalement possible et c'est la jurisprudence seule qui fait autorité en la matière. Mais voyons dans quelles conditions l'association est autorisée.

Entre pharmaciens, l'association est toujours possible sous cette seule condition que les uns et les autres aient la capacité légale pour exercer leur profession au siège de la Société.

Entre pharmaciens et non pharmaciens, la Société sous forme anonyme est prohibée, parce qu'elle ne laisserait pas au gérant, qui serait forcément pharmacien, toute l'indépendance qui est le but et la raison de la loi.

L'association en nom collectif, qui n'est, en somme, qu'une association de personnes ayant les mêmes droits, est évidemment impossible. Un tel acte serait la condamnation des associés non diplômés.

Reste l'association en commandite simple ou par actions gérée par un pharmacien responsable et ayant exclusivement toute l'autorité ; elle semble licite. Mais il faut encore qu'il soit bien établi que le pharmacien gérant est le seul maître de la direction et de l'administration des affaires de la Société. Vis-à-vis de ses associés, il ne peut être responsable que des résultats financiers et révocable que pour malversations, incurie ou incapacité constatée.

Cette opinion, qui peut se défendre, a été partagée par les meilleurs juristes. On a dit : l'article 25 de la loi fondamentale du 21 germinal ne porte que ceci : « Nul ne pourra exercer s'il n'a été reçu pharmacien ». La loi n'exige pas autre chose et il semblera à d'excellents esprits que c'est suffisant. La dignité professionnelle et l'intérêt commercial du praticien feront le reste. Où trouve-t-on alors la fameuse condition que le pharmacien ne doit pas être seulement muni du diplôme, mais encore *propriétaire du fonds ?* Dans la déclaration de 1777, en l'article 2 : « Lesdits pharmaciens ne pourront avoir officine que tant qu'ils possèderont et exerceront personnellement leurs charges, toute location ou cession de privilège étant et demeurant interdite à l'avenir ».

Encore que le mot possesseur, employé par la déclaration, ne veuille pas dire propriétaire, nous reconnaissons sans difficulté que l'article 2 prohibait le prête-nom. Mais remarquons que cette déclaration, dont l'autorité et la vigueur sont très contestées, est abrogée, en outre, par la loi de germinal dans les points sur lesquels celle-ci a statué à nouveau (Cassation, 15 novembre 1844), il ne resterait donc comme seule qualité requise à l'exercice de la pharmacie que la seule obtention du diplôme.

Imposerait-on, au nom de la santé publique, l'obligation pour le pharmacien d'être propriétaire de son fonds ? C'est un enfantillage. L'amour du lucre, le désir de s'enrichir, les compromissions auxquelles incitent la pauvreté et les nécessités de la vie peuvent prévaloir aussi bien dans le cœur du propriétaire que de l'associé.

Admettons que, pour des soucis d'humanité, il semble bon que le pharmacien soit maître chez lui. Remplit-il cette condition quand, dans une société en commandite, il est gérant de la combinaison et maître absolu, je ne dis pas de, mais dans l'officine ? Oui, a-t-il paru à ces auteurs dont je parle plus haut.

En effet, il est bien réellement en possession et exercice personnel de sa charge, au sens de la déclaration de 1777 ; il est même propriétaire suivant l'article 544 du Code civil, puisqu'il a seul le droit de jouir et de disposer de la pharmacie. On sait, d'autre part, que l'association en commandite attribue (article 27 du Code de commerce), toute l'autorité et la direction au gérant, que celui-ci est seul maître d'agir à sa guise, que, sous aucun prétexte (sauf les cas de fraude, malversation, etc.) le commanditaire ne peut s'immiscer dans les affaires de la société. Dans ces conditions, la santé publique n'est-elle pas suffisamment garantie? J'estime qu'elle l'est davantage, le pharmacien n'ayant pas la préoccupation de faire fructifier, *per fas et ne fas*, un capital qu'il n'a pas engagé.

Considérons. en outre, que si la société en commandite est prohibée, il ne reste plus au pharmacien pauvre d'autre moyen de se procurer l'argent nécessaire à son installation. Evidemment, ce n'est pas le résultat que recherchent nos mœurs égalitaires! Un emprunt? Mais le pharmacien serait sous cette obligation beaucoup plus tenu que par une commandite; ensuite, où trouver un prêteur si on ne donne pas de garantie? L'emprunt dans ces conditions sera toujours onéreux, tandis qu'une commandite n'a jamais que des clauses acceptables et ne pèse pas outre mesure sur l'avenir du commandité.

Mais, et voici où nos réserves commencent, l'association en commandite cache souvent un prête-nom, elle attirera à cause de cela les foudres des syndicats; les pharmaciens riches éprouvent trop souvent encore le besoin d'écraser un confrère pauvre qui n'a trouvé d'autre moyen que la commandite pour utiliser son diplôme; enfin, la jurisprudence est loin d'être fixée sur l'association en commandite.

En 1898, un jeune pharmacien commandité fut, de la part d'un de ses confrères, l'objet d'une plainte en exercice illégal de la pharmacie. Cité devant un juge d'instruction, il bénéficia d'une ordonnance de non-lieu.

Voici, d'autre part, un arrêt de la Cour d'appel de Paris en date du 28 juin 1898, confirmant un jugement du 1er mars 1897 :

« Considérant que les appelants et intervenants veulent faire reconnaître la validité de la société formée entre C..., pharmacien, associé en nom collectif, et B..., non pharmacien, en commandite pour la préparation et la vente des médicaments ;

« Qu'ils soutiennent que cette association serait permise, parce que le rôle attribué à un non pharmacien est celui d'un simple commanditaire qui ne doit pas s'immiscer dans la gestion des affaires sociales ;

« Mais, considérant que nul ne peut gérer une officine de pharmacie s'il n'est à la fois muni d'un diplôme et propriétaire du fonds ;

« Qu'il s'ensuit qu'un pharmacien ne peut pas faire apport de son officine à une société, même en commandite, puisqu'il transférerait à cette société la propriété d'un fonds qu'il ne doit pas aliéner pour continuer l'exercice de sa profession, etc., confirme... »

Cet arrêt si récent impose la plus grande circonspection. Jusqu'alors on n'avait pu produire des condamnations que dans des cas de société qui, manifestement, cachaient des prête-noms.

La loi future fera deux distinctions : la vente au détail, dans l'officine, et la vente en gros ou droguerie.

Dans le premier cas, elle ne permet aucune association, si ce n'est celle de pharmaciens.

Dans l'autre, elle les autorise toutes.

Aux régles générales de la jurisprudence, il convient d'ajouter les quelques applications qui affirment leur caractère contingent.

Un jugement du Tribunal du Havre, 27 décembre 1876, n'admet comme possible aucune forme d'association pour l'exploitation d'une officine.

Le Tribunal de Saint-Quentin complique la question (18 février 1893).

Après avoir soigneusement établi que de l'ensemble des dispositions sur la matière et notamment des articles 1 et 2 de la déclaration du 25 avril 1877 et des articles 21, 25 et 26 de la loi de germinal, un pharmacien ne peut pas être propriétaire de plus d'une officine, il ajoute :

« Lorsqu'un pharmacien forme avec un autre pharmacien une Société en commandite pour l'exploitation d'une officine, la Société devient seule propriétaire de cette officine.

Par suite, si l'un des associés est déjà propriétaire d'une première officine, on ne peut soutenir qu'il est devenu, par l'acte de société, propriétaire, même en partie, d'une seconde officine (celle exploitée par la Société), objet de son apport de commanditaire, et a contrevenu aux dispositions subvisées.

Mais on pourrait relever contre le gérant de la commandite le délit d'avoir tenu une pharmacie dont il n'était pas plein propriétaire, la propriété effective appartenant, jusqu'à sa dissolution, à la Société dont il fait partie et non à lui personnellement. En ce cas, le commanditaire pourrait être déclaré complice comme ayant fourni au gérant les moyens de commettre un délit ».

Quelques mots sur la cause expliquent ce dernier alinéa.

Un M. P..., pharmacien en exercice à St-Q..., avait acheté une autre pharmacie à F... et successivement l'avait revendue à M. D..., puis à M. D... avec lequel il avait formé une société en commandite, sous la raison D. et Cie, d'où il était clair pour tout le monde et même pour le Tribunal, que ces différentes cessions étaient fictives, comme fictif lui-même l'acte d'association. Mais les preuves manquaient et de simples présomptions ne sauraient servir de bases à une condamnation pénale.

C'est en face de cet état de chose, qu'il (le Tribunal) explique comment les plaignants auraient pu attaquer le gérant D..., ce qui n'a point été fait

On aurait pu, dit-il encore, soutenir que P..., déjà exerçant à St-Q... est devenu, par l'acte de société, propriétaire au moins en partie de la pharmacie de F..., exploitée par la Société, mais, par son acte de constitution, la Société en commandite est devenue seule propriétaire de la pharmacie de F... et le gérant seul était en faute et non pas P...

Sans être très versés dans la chicane, nos lecteurs verront fort bien que les subtilités de ce jugement tourmenté masquent seulement l'impuissance du juge à punir le vrai coupable.

Autre cas :

Une Société en commandite avait été formée entre un pharmacien et trois autres personnes commanditaires pour l'exploitation de diverses spécialités pharmaceutiques. A la suite de difficultés, le pharmacien demanda, en justice, la nullité de cette association et il intervint le jugement suivant :

« Attendu que l'intérêt de la santé publique s'oppose à toutes combinaisons, quels qu'en soient le titre et la forme, dans lesquelles le pharmacien diplômé ne serait pas le maître absolu de l'officine non seulement au point de vue technique mais encore au point de vue financier et commercial, d'où sa liberté d'action pourrait être entravée par une intervention intéressée ;

Attendu qu'en l'espèce XXX... non diplômés, exercent une part de la gérance ; que la contravention intervenue entre les parties pouvant faire échec aux dispositions légales édictées en vue de l'ordre public, il y a lieu de déclarer nulle la Société née de cette combinaison ;

Attendu que la nullité de la Société laisse subsister entre les parties une Société de faits qui doit être liquidée,

Nomme un liquidateur avec tous les pouvoirs ordinaires, etc. »

Des termes très catégoriques de ce jugement, on doit conclure que seule est licite la Société en commandite dans laquelle le pharmacien gérant est le seul maître de l'officine à tous égards et ne relève que des Tribunaux où ses commanditaires peuvent l'assigner en raison de sa gérance.

De cette affaire on peut rapprocher le procès intenté à la Société Bravais et C^ie, qui est venu confirmer la jurisprudence pharmaceutique.

M. Bravais avait fondé une Société pour l'exploitation de deux officines : l'une sise rue Lafayette, l'autre avenue de l'Opéra, chacune d'ailleurs placée sous la surveillance et la direction d'un pharmacien, et, après sa démission, ses pouvoirs et son rôle étaient échus à Jolly. Ce fut contre Bravais et Jolly que la Société de prévoyance provoqua des poursuites.

En vain excipèrent-ils l'un et l'autre qu'ils n'avaient jamais paru dans les deux pharmacies et s'étaient constamment tenus au siège social de leur Société, ils n'en furent pas moins déclarés coupables d'exercice illégal de la pharmacie en tant que directeurs d'une Société anonyme propriétaire de deux pharmacies et pénalement responsables de leur gestion et des contraventions commises.

Il n'avait pas été difficile d'établir que les deux pharmaciens préposés à la gérance des deux officines n'avaient que des attributions secondaires et n'étaient que des prête-noms et des employés.

Ces derniers ne furent point inquiétés ; les deux officines furent laissées ouvertes, mais Bravais et Jolly furent condamnés à l'amende, à des dommages-intérêts envers les pharmaciens voisins qui s'étaient portés partie civile, et aux dépens.

Les points qu'il est utile de relever dans les considérants du jugement sont les suivants :

1° Nul ne peut ouvrir une pharmacie et l'exploiter s'il n'est à la fois propriétaire du fonds et muni du diplôme ;

2° La loi de germinal ne renferme aucun texte permettant au pharmacien de se substituer un mandataire ;

3° La responsabilité du propriétaire de l'officine

est la meilleure garantie d'une bonne et honnête gestion.

Enfin voici une troisième affaire :

Une Société anonyme s'étant constituée pour fonder et exploiter une pharmacie, un pharmacien diplômé en fut nommé directeur et trois étrangers administrateurs.

D'après un acte passé devant notaires, ils étaient de réels mandataires.

Le Tribunal déclara qu'aucun texte des lois régissant la pharmacie, n'accordait à un pharmacien le droit de se substituer un mandataire, mais qu'elles exigent impérieusement la réunion dans la même personne, de la qualité de propriétaire et de diplômé.

« Attendu, dit le jugement, que la pharmacie n'a pas été tenue personnellement par le propriétaire et que les mandataires de la Société, seule et véritable propriétaire de l'officine, ont fait acte d'exercice illégal de la pharmacie ; qu'ils sont pénalement responsables de leur gestion et des infractions qu'ils ont commises, etc., condamne... »

## ASSOCIATION ENTRE PHARMACIENS ET MÉDECINS

Ce dernier donne des consultations gratuites dans un local dépendant de la pharmacie et il prescrit des remèdes que le pharmacien, son associé, prépare et débite. Le médecin est ainsi intéressé à prescrire les médicaments les plus nombreux et les plus chers, puisqu'il a sa part dans le produit de leur vente. Ce résultat démontre l'immoralité et le danger de l'association.

En conséquence est illicite et radicalement nul, comme reposant sur une combinaison frauduleuse destinée à tromper le public, le contrat par lequel un médecin et un pharmacien conviennent, l'un de venir donner des consultations dans la pharmacie, l'autre d'exécuter les ordonnances, le tout dans le but de partager entre eux les profits à tirer de la vente des médicaments.

Tout contrat tendant à obtenir des résultats identiques aurait la même sanction.

Que si l'association était faite dans le but charitable de procurer aux indigents des consultations gratuites, le médecin, rétribué ou non, n'ayant aucun intérêt dans la vente des médicaments, le cas serait abandonné à l'appréciation du juge.

## PRÉSENCE EFFECTIVE DU PHARMACIEN

En principe, le pharmacien doit exercer personnellement, ou, du moins, constamment surveiller ses élèves. Commet un délit l'élève qui gère une pharmacie dans laquelle le propriétaire, son patron, ne demeure pas et ne vient que rarement.

Le propriétaire, dans ce cas, est civilement responsable du délit.

Que faudra-t-il décider en cas d'absence du pharmacien pour un voyage prolongé : une saison nécessaire aux eaux ; une maladie longue qui le cloue sur son lit ; un emprisonnement qui pourrait durer plusieurs années ?

Le parquet pourrait-il, dans ces diverses hypothèses, poursuivre l'élève ou le gérant de la pharmacie comme coupable d'exercice illégal et provoquer la fermeture de l'officine ?

M. Bogelot, si compétent dans ces matières, ne le pense pas, « puisque, dit-il, ces faits n'ont pas été prévus par la loi et qu'en matière pénale les Tribunaux ne doivent appliquer que des textes précis et ne peuvent procéder par analogie ».

Cependant en 1820, la Cour de Nîmes a condamné un élève qui gérait la pharmacie de son patron pendant un voyage de celui-ci en Grèce et a ordonné la fermeture de l'officine.

Plus récemment, en 1881, un pharmacien du Midi, arrivant de voyage, trouva une assignation à l'adresse de sa femme et de son élève accusés d'exercice illégal de la pharmacie en l'absence du propriétaire.

Faut-il assimiler ces cas à la disparition du pharmacien pour cause de mort et les entourer des précautions administratives qui sont de rigueur en cette circonstance ? Le jugement qui ordonnera l'emprisonnement du pharmacien devra-t-il décider du sort de la pharmacie à laquelle il constituerait un gérant provisoire ou qu'il ferait vendre par autorité de justice, ou à l'amiable dans un délai déterminé ?

C'est aux législateurs qu'il appartient de répondre.

Quant au pharmacien dont il est parlé plus haut, M. T. au B..., absent pour un voyage nécessaire à son commerce, après avoir payé les condamnations, soit 500 francs pour son épouse et 500 autres francs pour son élève, plus les dépens, il n'interjeta pas appel et se contenta d'adresser une pétition aux Chambres pour demander la revision des lois au nom desquelles il était puni. Naturellement il attend toujours sous l'orme une réponse satisfaisante.

A notre avis, il est toujours bon et prudent, en cas d'absence qui peut se prolonger, d'avertir l'administration et l'école qui se feront un plaisir, toutes les précautions étant prises par le pharmacien pour assurer la bonne tenue de son officine, d'user de la plus large tolérance et de ne jamais sévir sans prévenir et sans permettre aux voyageurs de revenir à temps pour éviter des ennuis ou des poursuites.

Il va sans dire qu'une absence même ainsi régularisée laisse au pharmacien les mêmes responsabilités qu'il encourt en état de présence dans son officine.

*Un pharmacien peut-il avoir deux pharmacies ?*

Non, si elles fonctionnent simultanément, oui, si l'une est fermée quand l'autre est ouverte. C'est ainsi qu'on a vu une infraction à la loi dans le fait d'un pharmacien qui, dans une commune distante de cinq kilomètres de celle où il exploite son officine, en ouvre une seconde sous la direction de son fils, étudiant en pharmacie. Quoiqu'il prétende, sa surveillance sur cet établissement est nulle et illusoire ; surtout lorsque l'officine est tenue ostensiblement par le fils, lequel gère seul, prépare et vend les médicaments, et délivre aux clients, en l'absence de son père, des substances vénéneuses pour l'usage de la médecine.

Il y a une exception en faveur du pharmacien

qui, tout en ayant une officine en ville, est en même temps pharmacien externe dans une maison centrale, un hôpital, etc.

D'après un arrêt de la Cour de cassation du 11 août 1838, il n'est pas permis aux pharmaciens d'établir des dépôts de médicaments hors de leur officine et d'en confier la vente à des étrangers. Cette restriction s'applique quand bien même le médicament serait vendu sous cachet du pharmacien. Les dépositaires, en pareille occurrence, se rendraient coupables d'exercice illégal de la pharmacie et les déposants pourraient être considérés comme leurs complices. La jurisprudence s'est, souventes fois, prononcée en ce sens.

Une dame L..., débitante, vendait des médicaments enfermés dans des flacons portant l'étiquette de M. C..., pharmacien à Caen, qui les lui fournissait après les lui avoir offerts, ce qu'a révélé l'instruction, par l'intermédiaire d'un voyageur. Pour ce fait, le Tribunal correctionnel de Caen citait devant lui Mme L... et M. C... comme auteur et complice du délit d'exercice illégal de la pharmacie.

Suivant jugement du 26 mars 1891, Mme L... était condamnée à 500 francs d'amende comme auteur principal et M. C... à la même peine comme complice, le Tribunal pensant que M. C... savait parfaitement que les médicaments par lui fournis étaient destinés à être revendus au public. Tous les deux, enfin, étaient condamnés solidairement aux dépens.

En l'espèce, il est bien évident que si le pharmacien a été déclaré responsable, ce n'est pas pour l'abus que sa cliente aurait pu faire des médicaments qu'il lui avait vendus et dont elle était libre d'user à sa fantaisie, mais parce que le Tribunal appréciait qu'il y avait eu provocation de la part de M. C... à l'exercice illégal de la pharmacie par Mme L...

## DROITS DE LA VEUVE

Il existe un cas dans lequel la propriété et la gérence d'une pharmacie peuvent être temporairement dédoublées : c'est celui où l'officine devient vacante par suite du décès de son titulaire. La veuve peut alors continuer de tenir la pharmacie ouverte pendant un an avec le concours d'un élève capable.

La loi en vigueur ne parle que de la veuve, la loi projetée lui assimile les héritiers du défunt, mais en attendant, que faut-il conclure au sujet de ces derniers ? Qu'ils ne sauraient jouir du droit tout personnel de la veuve. Si impitoyable que soit cette conclusion, elle prévaut en doctrine et en jurisprudence.

Dans le même sens, on décidera que le délai annuel accordé à la veuve ne saurait être prolongé par autorisation administrative.

Le 9 février 1892, le Tribunal de commerce de Lyon avait à statuer sur le cas suivant :

Après le décès de son mari, titulaire d'une pharmacie à Chambéry, Madame veuve S... avait continué l'exploitation de cette maison en y plaçant un élève autorisé. Elle fit faire des fournitures de droguerie par commandes personnelles et, au moment de payer, objecta qu'elle avait renoncé à la communauté et qu'elle ne suivait, en réalité, les opérations de la pharmacie que pour le compte de ses enfants mineurs, héritiers bénéficiaires. D'un autre côté, la succession se refusait également à payer les marchandises livrées.

Le Tribunal a tranché le litige contre la veuve qui, n'ayant pas averti que le débiteur devait être une succession bénéficiaire comportant des risques spéciaux pour les co-contractants, s'est trouvée naturellement et en droit avoir traité pour son propre compte à elle-même. Il ne pouvait être admis que, volontairement ou non, elle eût pu tromper la confiance de son créancier sur la personne du débiteur qui s'obligeait envers lui.

Attendu, dit le jugement, que les fournitures dont il s'agit ont été faites à l'ancienne pharmacie S.., pendant qu'elle était gérée par un sieur Bl..., élève non diplômé, lequel ne pouvait dès lors en être le propriétaire et n'était légalement que le mandataire de la veuve S..., exploitant cette pharmacie pendant l'année qui a suivi le décès de son mari, par application de l'article 41 de l'arrêté du 25 thermidor an XI ;

Attendu qu'il suit de là que la veuve S... a contracté une obligation personnelle vis-à-vis du demandeur et doit être tenue personnellement au paiement des fournitures dont il s'agit ;

Condamne...

## PHARMACIES HOSPITALIÈRES

De tout temps les hospices ont pu ouvrir une pharmacie pour leur usage intérieur. D'après la loi du 2 mars 1791, en outre, quand une pharmacie ouverte régulièrement dans un hospice, fonctionne sous la surveillance et le contrôle de l'administration, offre toutes les garanties désirables, elle peut vendre des médicaments au public.

Mais il y aurait abus si le pharmacien et l'hospice profitaient de leur situation, privilégiée en bien des points, pour faire une concurrence déloyale ou préjudiciable aux pharmaciens de la localité ; ceux-ci seraient, alors, fondés à se plaindre à qui de droit.

Les pharmaciens des maisons centrales ont-ils le droit de diriger une officine en ville ?

M. Bozérian, avocat de la Société de Prévoyance des pharmaciens de la Seine, chargé en 1875 de faire un rapport sur cette question à l'Assemblée Nationale, répond affirmativement.

La loi de germinal an XI, art. 25, dit : « Nul ne pourra avoir une officine... etc. », ce qui semble interdire à un seul pharmacien la propriété de plusieurs officines, bien que la jurisprudence ne soit pas parfaitement fixée sur cette interprétation ; mais, peut-on assimiler à une double exploitation le cas du pharmacien qui prélève sur le temps consacré dû à son officine, quelques instants seulement par jour pour préparer les médicaments destinés aux prévenus malades ?

C'est en tout cas sur cette argumentation que M. Bozérian base sa réponse affirmative.

## PHARMACIES RELIGIEUSES

Toute officine ouverte par un non diplômé ou gérée par celui qui n'en est pas propriétaire est illégale, et la fermeture peut en être demandée : les pharmacies ouvertes par les sœurs de charité, si respectables que soient les intentions, sont dans ce cas et la jurisprudence est, sur ce point, aussi affirmative que possible à cette condition, bien entendu, que les sœurs fassent, à l'extérieur de leur couvent, le commerce des médicaments, et contre ces officines ouvertes par des sœurs et gérées par un prête-nom il n'est pas toujours absolument nécessaire de recourir à la justice pour en obtenir la fermeture Ainsi avait pensé, en 1879, la Société de pharmacie du département de la Nièvre.

Elle adressa, tout simplement, une pétition au ministre de l'agriculture et du commerce pour réclamer la fermeture d'une pharmacie appartenant aux Sœurs de la Charité. Le ministre prit sa demande en considération et provoqua l'arrêté suivant du préfet de la Nièvre :

« Vu la déclaration du 25 avril 1877, portant règlement pour la profession du pharmacien ;

» Vu les lois du 21 germinal et du 9 floréal, an XI ;

» Vu l'avis de M. le ministre de l'agriculture et du commerce ;

» Arrêtons :

» L'autorisation accordée par un précédent arrêté préfectoral à Madame la Supérieure des Sœurs de la Charité de Nevers, de tenir une pharmacie rue St-Martin est et demeure rapportée

» Art. 2. — Monsieur le Maire de Nevers est chargé de l'exécution du présent arrêté.

» Signé : *Le Préfet de la Vienne* ».

Cet arrêté devait être mis en vigueur moins de cinq jours après avoir été rendu.

Quant aux pharmacies installées pour les besoins particuliers du couvent, elles sont réglées par la loi de 1791. La Cour de cassation leur a même reconnu le droit de distribuer au dehors des médicaments simples et magistraux.

La Cour de cassation a cru devoir établir entre ces deux sortes de médicaments une distinction importante.

Les dames Augustines, de Rouen, étant poursuivies pour avoir préparé des remèdes magistraux et acquittées, la Cour se prononça dans ce sens et déclara notamment :

« Qu'en agissant ainsi, les prévenues se sont conformées aux instructions constantes de l'autorité supérieure et n'ont pas violé les dispositions de l'article 25 de la loi de germinal qui interdit spécialement la préparation des remèdes officinaux aux personnes vouées au service des malades indigents et non munis du diplôme de pharmacien ».

## SOCIÉTÉS DE SECOURS MUTUELS

Les Sociétés de secours mutuels ont le droit d'être propriétaires d'une pharmacie, mais à condition que, gérée par un pharmacien, elle fournisse exclusivement des médicaments aux sociétaires ; l'ouverture au public donnerait lieu à l'application de la loi de germinal et de la déclaration de 1777

(Arrêt de la Cour d'Aix, 11 novembre 1887), contre le président de la Société.

Les Sociétés coopératives de consommation ne jouissent évidemment pas des mêmes privilèges (Cour d'appel de Paris 1886). La différence s'explique par ce fait que les Sociétés de secours mutuels sont des Sociétés de bienfaisance, ne tirant aucun bénéfice du commerce des médicaments, que leurs pharmacies sont assimilées à celles des hôpitaux et soumises à la surveillance de l'administration.

# CHAPITRE III

## VENTE DE PHARMACIE

En cas de cession d'officine, il n'y a de légal et valable que le contrat de vente passé entre pharmaciens capables d'exercer dans la pharmacie vendue. Tout autre est nul et non existant. Sa résiliation peut toujours être demandée par l'une quelconque des parties.

## VENTE D'UNE PHARMACIE A UN NON DIPLOMÉ

Dans tous les cas, cette vente est nulle, d'une nullité absolue, d'ordre public, pouvant être invoquée par tous les intéressés, acheteurs, vendeurs, créanciers, héritiers, etc., etc. Aux termes de l'article 1304 du Code civil, l'action en revision et en nullité contre ces conventions est de dix ans, et ce temps ne commence à courir qu'à partir du jour où l'intéressé est informé des motifs de nullité qu'il peut invoquer contre l'acte illégal.

D'ailleurs, aujourd'hui, personne n'ignore cette législation. Des malins, ou prétendus tels, essayent de la tourner en vendant ou achetant le matériel et droit au bail : peine perdue si l'exploitation se continue dans le même local, la vente est absolument nulle et la fraude à la loi est à la merci de l'appréciation souveraine des juges.

D'autres vendent sous condition de l'obtention future du diplôme. Examinons :

## VENTE A UN NON DIPLOMÉ SOUS CONDITION DE L'OBTENTION DU DIPLOME

Que la condition se réalise ou non, une telle vente est toujours nulle dans toutes ses clauses, celles mêmes qui viseraient un dédit, et les deux parties exposées aux rigueurs de la loi. C'est en vain que le contrat serait déguisé sous la forme d'une simple promesse de vente, le Tribunal est libre d'apprécier, d'après les faits et les documents de la cause, que la vente était ferme et définitive. D'ailleurs, aux termes de l'article 1589 du Code civil, promesse de vente vaut vente lorsqu'il il y a consentement réciproque des deux parties sur la chose et sur le prix.

Il s'ensuit donc qu'une telle vente est frappée d'une nullité radicale et d'ordre public et que les sommes payées par l'acheteur, l'ayant été sans cause, doivent lui être remboursées.

C'est vainement que le vendeur voudrait bénéficier du dédit stipulé dans l'acte ; un contrat qui n'a pas de valeur légale ne saurait engendrer une obligation.

Mais la nullité du contrat n'est pas un obstacle au règlement des intérêts qui ont existé entre les parties. Elles ne peuvent s'enrichir les unes aux dépens des autres et doivent être remises l'une vis-vis-de l'autre dans l'état où elles se trouvaient avant l'acte de vente.

Dans ce règlement, l'acheteur est considéré comme le *negotiorum gestor* du vendeur et tenu de lui rendre compte de sa gestion, obligé, par cela même, à des dommages-intérêts si, dans sa gestion, il a, par ses agissements et ses fautes, compromis plus ou moins gravement la valeur de l'officine.

(*Tribunal de commerce de la Seine*, 30 août 1890).

Nous allons étudier, maintenant, un cas où l'acheteur. non diplômé au jour de l'acquisition, s'est ensuite mis en règle avec l'Ecole en enlevant le diplôme. On y verra que l'obtention subséquente du diplôme ne couvre point l'illégalité de la cession prématurée et que celle-ci, supposée inexistante, doit être refaite.

M. Ch..., pharmacien, ayant vendu son officine à M. L..., fils, non encore reçu, fut actionné par ce dernier devant le Tribunal de Lyon (4 juin 1891) qui déclara :

« Attendu qu'une vente conclue dans de pareilles conditions est nulle, d'une nullité absolue, comme contraire à la loi et à l'ordre public ;

« Attendu que du caractère radical de cette nullité il résulte : 1° qu'elle peut être invoquée par tout intéressé ; 2° qu'elle n'est pas susceptible de confirmation ou de ratification quelconque; 3° qu'elle rend nulle à l'égard de tous la vente de la pharmacie et notamment à l'égard de tous ceux qui ont pris part à l'acte ;

« Attendu que l'obtention par le sieur L... fils, postérieurement audit acte, du diplôme de pharmacien, ne saurait valider un contrat inexistant, car on ne peut ni ratifier ni confirmer le néant, enfin que L... père, est libéré des obligations par lui contractées audit acte à quelque titre que ce soit :

« Attendu que la déclaration par les tribunaux, d'une telle nullité, ne saurait donner ouverture à aucune action en dommages-intérêts, mais qu'il doit être procédé entre les parties au règlement des comptes que les faits intervenus ont créé entre elles ;

« Condamne Ch... à restituer à L... fils, avec intérêts à 6 o/o l'an, du jour du paiement, les sommes versées pour prix de la vente sus-énoncée ;

« Nomme d'office X..., arbitre de commerce, à l'effet de : 1° compulser les livres de Ch... afin d'établir le revenu brut de sa pharmacie ; 2° compulser ceux de L... fils afin d'établir les revenus bruts réalisés par lui ; apprécier les émoluments annuels que L... peut et doit se retenir comme gérant de Ch... ; 3° donner son avis sur la valeur vénale de la pharmacie, actuellement et du temps de Ch... ; faire connaître quelles sont les causes qui ont pu amener une dépréciation partielle ; 4° arrêter les comptes entre les parties, du chef soit du capital de la vente et des intérêts, soit du chef de la gestion, de L... fils ».

Ainsi, d'après ce jugement, la nullité d'une vente pareille ne saurait être couverte même par ce fait que l'acquéreur illicite s'est mis en règle en obtenant ses diplômes. Tel fut aussi l'avis de la Cours de Lyon devant qui ce jugement fut porté. Malheureusement pour L... fils, Ch... produisit devant la Cour un acte de vente passé entre eux postérieurement à l'obtention du diplôme et obtint gain de cause (22 décembre 1892).

La seule leçon que nous pouvons tirer de cet arrêt, c'est que pour que la transmission de l'officine soit régulière à l'avenir, il faut procéder à une nouvelle vente parfaitement indépendante de la première, sans se borner à se référer à l'ancienne et en disant simplement qu'on la ratifie, puisque, comme le dit expressément le jugement de Lyon, confirmé sur ce point par la Cour, on ne saurait ratifier le néant. Tout au plus le second acte pourrait-il se référer au premier comme à une indication connue, à un fait antérieur dont il ne reprend que les bases. Des différences et des modifications sont prudentes.

Ce nouvel acte est, comme contrat commercial, susceptible d'être prouvé par témoins et présomptions si elles sont graves, précises et concordantes.

Le vendeur, nous le lui répétons expressément, fera toujours bien de ne point s'exposer aux inconvénients qu'il peut deviner après lecture de ce qui précède. La loi et les juges ne visent qu'à une chose : remettre les deux parties où elles se trouvaient avant le contrat illégal. Le vendeur ne doit donc point compter sur des dommages-intérêts consolateurs. Il y a cependant un cas où ces compensations sont admises, c'est quand elles ont été spécifiées dans un contrat où le vendeur était de bonne foi. Voici le cas.

Le 5 octobre 1886, M. B..., pharmacien, vendait

son officine a M. X..., élève en pharmacie qui avait encore son dernier examen à passer. Il avait été stipulé que la prise en possession aurait lieu dès que l'acquéreur serait reçu, et, au plus tard, le 1er janvier 1887, et que faute à lui de s'être fait recevoir à cette date, il aurait à payer un dédit de cinq mille francs.

A la date fixée, M. X. . n'étant pas reçu, M. B... l'assigna devant le Tribunal de commerce en payement du dédit stipulé. L'acheteur répondait que la vente d'une officine à un nom diplômé, étant nulle de droit, l'inexécution d'un contrat nul ne pouvait donner lieu au payement de dommages-intérêts.

Mais le Tribunal (13 février 1887), tout en prononçant la nullité des conventions sus-visées, admit qu'elles n'étaient que préparatoires et devaient être transformées en un acte de vente définitif, plus tard ; par conséquent M. B... n'était coupable d'aucune faute relative à la qualité d'acquérir que ne possédait pas M. X... et l'indemnité de 5000 fr. lui était dûment acquise. Bien plus, M. X... s'entendit déclarer que l'annulation des conventions lui étant à lui imputable, il était tenu au remboursement des frais d'enregistrement (462 fr. 50) de l'acte sous-seing privé qui avait été passé. Il était condamné, en outre, à tous les dépens.

Au point de vue du droit commun, ce jugement consacre cette maxime que toute obligation de faire se résout en dommages-intérêts et que la convention d'obligation fixant le chiffre du dédit doit être exécutée dans son intégralité (articles 1142, 1150 et 1152 du Code de commerce.

Comme auprès du Capitole il y a la Roche Tarpéienne, auprès des articles précités, il y a encore un certain article 1227 du Code civil qui dit :

« La nullité de l'obligation principale entraîne la nullité de la cause pénale ».

Une vente de pharmacie à une personne ne pouvant légalement acquérir ne serait donc point couverte par la mieux rédigée des clauses pénales. Celle-ci ne sera jamais attribuée que dans les cas analogues au présent, où le vendeur n'a commis aucune faute.

De la nullité de la vente, découle cette conséquence que le vendeur n'a jamais cessé d'être, en droit, le propriétaire de l'officine, et l'acquéreur autre chose qu'un mandataire, d'où naît pour ce dernier, l'obligation de rendre compte de sa gestion.

Pour cet épurement, le Tribunal nomme généralement des experts dont la mission, fort souvent, ne laisse pas que d'être difficile ou peut-être même impossible, par suite de l'incurie du possesseur irrégulier.

Il arrive alors que les chiffres de l'expertise sont contestés par les deux parties qui en produisent de notablement différents. La solution de cette question, de plus en plus confuse, appartient dès lors au Tribunal qui apprécie souverainement en tenant compte de toutes les circonstances de l'affaire et s'efforce de remettre les parties en leur primitif état. Le doute, en ce cas, profite à celui qui semble de meilleure foi.

Dont avis !

S'il est vrai que l'acquisition d'une officine de

pharmacien par un non pharmacien soit nulle, il n'en est pas de même de l'emprunt réalisé en vue d'une acquisition qui ne peut encore avoir lieu, mais qui pourra être effectuée au jour où l'emprunteur obtiendra ses diplômes.

Et cet emprunt n'a rien de commercial, alors même qu'il aurait été suivi de la signature de billet à ordre, même revêtu de l'aval d'un pharmacien.

Ainsi jugé par infirmation d'un jugement du Tribunal de commerce de la Seine, en date du 12 novembre 1889 :

« La Cour,

« Considérant qu'aux termes d'un acte sous seing privé, fait double, entre R..., étudiant en pharmacie. et Madame de V..., il a été convenu que Madame de V... prêterait à R. .. « pour lui faciliter l'achat d'une pharmacie », une somme de huit mille francs ;

« Qu'en exécution de ces conventions, et après avoir reçu cette somme, R... a souscrit à la dame de V..., deux billets à ordre chacun de quatre mille francs, valeur en compte, lesquels ont été l'objet d'un protêt ;

« Considérant que l'emprunt fait par R..., pour se faciliter l'achat d'un fonds de pharmacie, acquisition qui ne pouvait être par lui réalisée qu'à la fin de ses études, n'a rien d'illicite et par conséquent rien de nul en soi, mais qu'un emprunt de ce genre n'a, non plus, rien de commercial ;

« Qu'à la date où il l'a contracté, R..., qui n'avait pas encore l'aptitude pour traiter d'un fonds de pharmacie. n'exerçait aucun commerce et n'avait, à aucun titre, la qualité de commerçant ;

« Qu'en se faisant prêter par la dame de V..., les

8.000 fr. qui lui sont aujourd'hui réclamés, il se bornait à réunir les fonds nécessaires pour s'établir comme pharmacien, s'il donnait suite à ses projets ; mais restant le maître de se servir de cette somme pour un tout autre emploi, ce qu'il a fait ;

« Considérant que dans ces conditions, et l'emprunt contracté n'ayant aucune corrélation directe et nécessaire avec l'acquisition commerciale qu'il avait en vue, les conventions de R... et de la dame de V..., n'ont rien de commercial ;

« Qu'il a souscrit, il est vrai, en exécution, des billets à ordre, mais qu'en la forme, ces deux billets signés d'un non commerçant et simplement accusés valeur compte, n'ont rien de commercial ;

« Que l'aval de G..., pharmacien, qui y figure et qui est un simple cautionnement sans endos, ne saurait les transformer en effets de commerce ; qu'il en est de même de celui de la femme R..., qui y est joint et qui, d'ailleurs, est nul ;

« Infirme...,

« En ce qui touche les effets souscrits par R..., considérant que dans les termes sus-indiqués et, s'il est constant que l'acquisition d'un fonds de pharmacie par un non pharmacien soit nulle, il n'en est pas de même de l'emprunt réalisé en vue d'une acquisition qui n'a pu encore avoir lieu, mais qui pourra être effectuée le jour où l'emprunteur obtiendra ses diplômes ;

« Que c'est dans ces conditions que R... a traité, que son obligation est donc valable ;

« Condamne R... à payer à Madame de V... la somme de 8.000 francs ».

(*Le Droit*, 22 novembre 1889).

La promesse de vente d'une pharmacie consentie à une personne non diplômée est nulle, quand, au jour de la réalisation, l'acheteur n'a pas encore obtenu son diplôme.

Les frais d'une instance en règlement de compte, relativement à la vente d'une officine de pharmacien, doivent être mis à la charge des deux parties, par portions égales, lorsque la vente dont il s'agit a eu lieu au mépris de la loi.

## VENTE D'UNE PHARMACIE PAR UNE PERSONNE NON DIPLOMÉE

En l'espèce, nous supposons le cas d'un possesseur irrégulier qui, malgré la loi et les syndicats, a joui d'une pharmacie et l'a vendue à un pharmacien.

Cette vente, qui ne crée pas une solution irrégulière et qui met fin à une situation délictueuse, est-elle valable ? Non, catégoriquement non.

La pharmacie ouverte contrairement à la loi est illégale, inexistante, hors du commerce et ne saurait produire des obligations que la loi puisse sanctionner. Le possesseur étant de mauvaise foi, ne pouvant être propriétaire, ne saurait valablement aliéner ce qui ne peut lui appartenir.

La nullité de la vente intervenue dans ces conditions oblige quand même les deux parties à un règlement de compte.

Il y a évidemment une exception en faveur de la veuve qui est encore dans le délai d'un an à elle accordé par la loi.

# CHAPITRE IV

## PRÊTE-NOM

Les responsabilités professionnelles et la concurrence effrénée, voilà les deux plaies de la pharmacie. Contre la première il importe à chacun, et c'est la seule chose à faire, de déployer une prudence et une attention de tous les instants. L'autre peut être régulière quand elle provient du fait d'un confrère et impose la lutte pour la vie, mais elle devient irrégulière et illégale quand l'adversaire n'est point diplômé et s'abrite sous le nom d'un pharmacien nécessiteux. Ici la partie est immédiatement jouée devant les Tribunaux.

Or, les juges n'ont pas toujours donné tort au prête-nom. Ils ont bien condamné le non diplômé pour exercice illégal de la pharmacie ; mais le diplômé se retirait des débats sain et sauf ; cela s'est vu.

C'est que la justice considérait alors la faute comme une contravention et non comme un délit.

Le délit, aux termes des articles 59 et 60 du Code pénal, impose la recherche et la punition du complice ; la contravention ne prévoit point ces formalités. Malgré le chiffre élevé de l'amende portée dans la loi de germinal (500 francs), le possesseur illégal de la pharmacie n'était inculpé que de contravention : la recherche de la complicité n'était et ne pouvait être admise ; en conséquence, le prête-nom diplômé ne pouvait être inquiété et condamné, puisqu'il n'avait point exercé illégalement, seule infraction soumise à l'appréciation du juge.

Chaque fois, au reste, que la loi sort du droit commun, la jurisprudence, mal renseignée, hésite et commet de ces variations dont voici une idée :

En 1851, la Cour de Paris (affaire Gibory) condamnait le pharmacien prête-nom comme complice du délit d'exercice illégal.

La Cour de cassation, en 1839 et en 1876, déclarait que l'infraction n'était qu'une contravention, et, en 1872 (affaire Lequesne et Gauthier), que le prête-nom était co-auteur de la contravention ; la Cour de Paris, en 1875, suivait cette doctrine dans l'affaire Rousseaux et Pelosse.

Depuis, les jugements et les arrêts ont continué à se suivre sans se ressembler jusqu'à ce dernier, en date du 23 février 1881, qui émane de la Cour suprême et d'où il résulte décidément que l'infraction est un délit.

On y lit qu'aux termes de l'article 1 du Code pénal, l'infraction que les lois punissent de peines correctionnelles est un délit et que cette règle générale régit les matières toutes les fois qu'il n'y a pas été dérogé par une disposition expresse.

Attendu que les infractions aux lois sur la pharmacie sont dangereuses pour la santé publique et la vie des hommes ; qu'à raison de cette gravité, elles ont dû être punies d'amendes supérieures à celles de simple police ; qu'elles constituent donc des délits, et que, dès lors, ceux qui s'en rendent complices par l'un des moyens déterminés par les articles 59 et 60 du Code pénal doivent, aux termes du droit commun, être frappés de la même peine que l'auteur principal.

En conséquence, le prête-nom est susceptible de l'amende des cinq cents francs, sans recours possible, plus les dommages-intérêts s'il y a lieu. Tout cela sans préjudice des mentions désagréables dont s'enrichit le casier judiciaire à chaque condamnation et des mésaventures où, dans sa bonne foi, il peut être induit par des complices plus ou moins délicats.

Il ne faudrait pas, en effet, que le prête-nom, hypnotisé par la loi de germinal, ne se défendît que contre les accusations possibles d'exercice illégal. Il doit prendre garde que les dettes de l'officine, nonobstant toutes stipulations contraires, engagent sa responsabilité vis-à-vis des tiers et non celles du propriétaire occulte.

Si la situation est assez compromise pour entraîner la faillite, le prête-nom gérant ne saurait se soustraire à cette pénalité commerciale en arguant de ce qu'il n'est pas le propriétaire réel. Juridiquement, l'apparence dans sa personne devient la réalité. La loi le tient pour propriétaire et dès lors sa qualité de commerçant peut l'amener sous le régime de la faillite.

Voici, dans ce sens, un arrêt de la Cour d'appel d'Agen, en date du 8 décembre 1886.

« Attendu que rien ne fait présumer que V... ne fût que le gérant de la pharmacie dont tout tend plutôt à démontrer qu'il était le propriétaire ; qu'on doit d'autant moins le présumer que le fait constituerait une contravention ; que, d'ailleurs, tout repousse en fait une présomption qui, juridiquement, est inadmissible ;

» Attendu, en effet, que dans sa correspondance, il ne dit jamais qu'il soit un simple gérant ; que lorsqu'il demande des médicaments, ce n'est pas pour un autre que lui qu'il les demande ; qu'enfin, en tête de ses lettres, il prend la qualité de pharmacien ; qu'il est donc commerçant ;

» Attendu qu'en cette qualité il a contracté des dettes, qu'à cette occasion, et en payement de ses achats, des traites tirées par ses vendeurs lui ont été présentées ; que sans qu'il ait dénié ses obligations, il n'a pu les payer, que c'est vainement qu'elles ont été protestées ; que ces faits justifiés démontrent l'impossiblilté et la cessation des paiements, etc. ;

» Condamne V... ».

## SIGNES CARACTÉRISTIQUES DU PRÊTE-NOM

Malgré toutes les précautions dont s'entoure l'individu non diplômé, qui veut exercer la pharmacie, il n'est jamais difficile aux pharmaciens d'établir le délit.

Voici des faits, par exemple, qu'on mettra en évidence par tous les moyens possibles : dépositions des domestiques, concierges, fournisseurs, extraits certifiés du rôle des contributions directes, etc.

Le prête-nom n'habite pas dans la pharmacie.

il n'y prend pas habituellement ses repas, il arrive et sort à des heures presque régulières : agissements et situation qui laissent d'importantes lacunes dans sa prétendue surveillance.

L'inculpé est, au contraire, propriétaire du fonds et du matériel, locataire du local en son propre et privé nom, il a fait et renouvelé le bail. Il y a eu des commandes de marchandises et des factures faites en son nom.

Le prête-nom n'a apporté aucun fonds dans l'entreprise, tous les mois il touche une somme fixe, ce qui constitue des appointements de préposé ou de commis et non pas même la part proportionnelle d'un associé dans les bénéfices de la maison.

Le délinquant excipe-t-il d'un acte d'association ? Sa présence habituelle dans la pharmacie, la part prépondérante qu'il a dans l'exploitation constitueraient, en tout cas, une violation de la loi sur l'association qui ne permet pas aux commanditaires de s'immiscer dans les affaires de la gérance. Mais déjà les autres faits précisés établissent nettement que le contrat d'association est fictif et rétablissent la vraie situation des inculpés.

Ceci établi, il ne reste plus qu'à faire au non diplômé, l'application de la loi du 21 germinal an XI ; soit une amende 500 francs.

Les pharmaciens qui se sont portés partie civile en demandant des dommages-intérêts ont eu soin de fournir au Tribunal tous les éléments nécessaires pour qu'il puisse apprécier le dommage causé, le Tribunal fixera, après l'amende, la somme des dommages-intérêts.

Voici encore d'autres signes caractéristiques du

prête-nom tels que nous les révèle le Tribunal de Lyon.

Il résulte des faits établis par les débats de l'audience que le prévenu ne gère pas personnellement et pour son compte, la pharmacie, et qu'un acte de vente authentique est simulé et consenti pour masquer une fraude à la loi : d'ailleurs, le prévenu n habite pas le local où est située la pharmacie, il ne s'y trouvait pas lors de la visite du jury d'inspection, il ne tient aucun des livres imposés par la loi à tout commerçant, il ne peut justifier d'aucun écrit constatant ses recettes et ses dépenses, il ne peut indiquer le produit même approximatif de sa prétendue industrie, il allègue se borner à payer au moyen de ses recettes, ses dépenses et mettre l'excédent dans sa caisse.

Il ne connaît pas les conditions qui lui sont imposées par son prétendu acte de vente, ainsi il prétend avoir payé son prix d'acquisition à telles personnes, alors que l'acte susdit stipule que le prix sera payé à telles autres.

Il ne justifie pas du payement du loyer du local occupé par la pharmacie non plus que du payement du salaire de ses employés, etc.

A l'encontre à la fois du possesseur et du diplômé, voici comment le Tribunal de Marseille motive son jugement contre un droguiste qui avait ouvert une officine de pharmacien à côté de son magasin, en y installant, d'ailleurs, un pharmacien diplômé :

« Attendu que les dénégations opposées en son nom (à lui droguiste), sont péremptoirement démenties par les conditions mêmes de cet établissement juxtaposé à sa boutique de droguerie, communiquant d'une manière permanante avec elle, placée sous la surveillance d'un seul bureau signalé à l'attention du public par une devanture et une enseigne dont la couleur et les combinaisons sont absolument semblables à celles de sa droguerie ;

« Attendu que la présence habituelle dans l'officine, à un titre qui n'est pas complètement défini, d'un sieur Fleury, pharmacien pourvu de son diplôme, ne saurait suffire pour dégager la responsabilité de l'inculpé ;

« Qu'en admettant, ce dont la justification n'est pas faite, qu'il (Fleury) ait un intérêt quelconque dans l'exploitation de la pharmacie, il est reconnu qu'il n'habite pas la maison où elle est établie et ne peut dès lors surveiller les actes de son exploitation pendant les longues absences qu'implique sa résidence ailleurs ; qu'il ne saurait, au surplus, exercer cette surveillance avec l'autorité du propriétaire de la pharmacie ; que les garanties, que la sollicitude du législateur pour la vie humaine et la santé publique a voulu leur assurer par une soigneuse et minutieuse réglementation, se trouvent, dans cette autorité, combinées avec la science technique ; etc. ».

D'après ces motifs, le Tribunal conclut à l'exercice illégal de la pharmacie de la part du droguiste incriminé.

On le voit, le Tribunal n'hésite jamais à sévir et use à la fois, fort souvent, de l'amende et de la fermeture de la pharmacie. Pour faire échec à la condamnation, les délinquants s'empressent de vendre. Or, si fréquemment la cession est sincère, elle est aussi fréquemment simulée. Il importe donc de surveiller l'affaire. La suppose-t-on simulée, il faut réunir les preuves du fait et les soumettre aux juges. Le Tribunal auquel la cause est déférée est juge du fait et libre d'apprécier la valeur de la convention.

« Attendu que la loi exige que le pharmacien exerçant soit résident dans le lieu où il exploite sa pharmacie ; que c'est dans cette condition seule qu'il peut confier, sous sa surveillance, à un commis ou employé, la manipulation et la vente des médicaments ; que tout autre procédé de surveillance devient illusoire;

« Que le moyen auquel a eu recours X..., pharmacien, en se substituant à Q..., non diplômé, à l'aide d'une vente ou cession, n'est évidemment qu'un moyen d'éluder la loi et d'échapper aux conséquences juridiques d'un jugement ordonnant la suppression de la pharmacie ; etc.

« Condamne... »

## AUTORISATON ET TOLÉRANCE

Que doit-on penser des autorisations des Ecoles de Pharmacie ou de l'Administration permettant provisoirement, même à des élèves n'ayant plus que leurs derniers *examens à passer*, d'acquérir et d'exploiter une officine, à des pharmaciens de deuxième classe d'exercer dans un département pour lequel ils ne sont point reçus ou à une veuve d'ouvrir la pharmacie de son mari au-delà du délai légal d'un an ?

Sans nul doute possible, ces autorisations n'ont

aucune valeur légale. Un arrêté préfectoral ne peut faire échec à la loi, c'est indiscutable. Par pure tolérance, le préfet peut promettre, mais officieusement seulement, de fermer les yeux sur une situation irrégulière et de ne pas exercer d'office des poursuites contre les délinquants ; mais il n'a pas le droit d'autoriser, par des arrêtés spéciaux, une infraction à une loi existante. Sur quel texte législatif appuierait-il son arrêté ?

Au reste, en dépit d'un arrêté de cette sorte, il demeurerait loisible à toute personne intéressée de déférer le coupable au Tribunal, et, en cas de refus de poursuites par le parquet, de citer directement. On pourrait encore, si par impossible les Tribunaux refusaient de statuer par cette considération que l'arrêté préfectoral est un acte d'administration et qu'il ne leur appartient pas de l'interpréter, à raison de la séparation des pouvoirs, on pourrait encore, dis-je, interjeter appel et déférer l'arrêté, par voie de recours, au Ministre de l'Intérieur, supérieur hiérarchique des préfets. Mais cela ne se présentera que bien rarement, car les Tribunaux n'auraient pas à s'arrêter à un acte illégal comme le serait celui du préfet. D'ailleurs la question s'est présentée devant la justice.

Une veuve de pharmacien, d'un département du Midi, avait été autorisée, par arrêtés préfectoraux, à continuer l'exploitation de l'officine maritale treize ou quatorze ans après le décès de son mari. Or, un jour, elle dénonça à la justice un officier de santé qui vendait des médicaments et obtint contre lui un jugement et un arrêt qui condamnaient le médecin.

Celui-ci se pourvut en cassation, se prévalant de ce que la pharmacie de la veuve était non-existante légalement parlant et l'arrêt fut cassé, la Cour suprême ayant déclaré que les Tribunaux ont un droit d'appréciation des arrêtés pris en dehors des attributions préfectorales.

La Cour de Nîmes, à qui l'affaire avait été renvoyée, adopta cette doctrine, infirma le jugement et déclara que l'officier de santé ne pouvait être poursuivi pour exercice illégal de la pharmacie dans une commune où il n'y avait pas de pharmacie, c'est dire que celle de la veuve n'existait pas légalement.

Voici un autre cas analogue :

M. L..., pharmacien de deuxième classe, reçu pour le Var, s'établit dans les Basses-Alpes, après avoir sollicité et obtenu une autorisation préfectorale. Malgré la plainte d'un confrère, le parquet refusa de poursuivre le délinquant, à cause de l'arrêté du préfet ; citation directe fut donnée, mais le Tribunal débouta le plaignant. L'affaire fut portée en Cour d'appel, et cette fois M. L... fut condamné. Bien plus, il s'entendit déclarer qu'il ne saurait se prévaloir d'avoir commis une erreur de droit en se croyant couvert par l'autorisation administrative. Le fait était contraventionnel et, par conséquent, exclusif de la recherche de bonne foi.

Il en serait de même de la pure tolérance. Tous les intéressés peuvent y mettre fin en signalant le délit et en en demandant la répression.

# CHAPITRE V

## DEVOIRS PROFESSIONNELS. — OBLIGATION DE VENDRE

Le pharmacien, qu'il soit seul dans sa localité ou qu'il y possède des confrères, qu'il soit subventionné ou non, est seul juge d'ouverture de son officine, du service de nuit, etc. Sa conscience et son intérêt sont de meilleurs mobiles pour lui que la loi, qui est muette à ce sujet.

L'autorité ne peut intervenir pour la délivrance des médicaments que par réquisition, en cas de péril public ou privé.

Dans presque toutes les villes d'eaux, on trouve des pharmacies qui n'ouvrent que pour la saison des eaux. Nous pourrions citer des pharmacies qui ne font pas de service de nuit, parce que personne n'y demeure entre la fermeture et l'ouverture.

Dans ces deux cas, il y a impossibilité absolue de vendre par suite d'absence du vendeur, mais *quid* en cas de présence? Tout en étant pour la plus large indépendance, pour l'entière liberté du pharmacien, nous devons produire les faits suivants :

L'usine d'Aubin ayant installé, dans un village

voisin, Le Gua, une pharmacie destinée exclusivement à ses ouvriers, un étranger voulut forcer le gérant à lui vendre des médicaments, et, à son refus, l'appela devant le juge de paix. Celui-ci, malgré les explications de l'administration de l'usine, condamna le pharmacien à délivrer des médicaments tant au plaignant qu'à toute personne portant une ordonnance et payant au comptant.

Cette jurisprudence recevait, dans les mêmes temps, un démenti dans le cas suivant. Un pharmacien qui avait à subir la concurrence des sœurs d'un hospice, se refusa à délivrer, la nuit, des médicaments aux clients de ces sœurs qui ne se dérangent jamais la nuit. Appelé pour ce fait devant l'autorité, il déclara énergiquement qu'il persisterait et l'administration reconnaissant qu'elle ne pouvait le contraindre et voyant, de plus, dans cet état de choses un véritable danger, fit cesser la vente par l'hospice.

A chacun de conclure ! Notre opinion est que le pharmacien est libre de refuser des médicaments même contre un paiement au comptant. Seule, la raison d'un danger public pourrait autoriser les autorités compétentes à décider la vente obligatoire. Il y aurait, en quelque sorte, expropriation.

## SECRET PROFESSIONNEL

Dans un intérêt d'ordre public et pour protéger la sécurité, l'honneur et l'amour-propre des individus ou des familles contre les indiscrétions des personnes dépositaires de secret par leur état ou leur profession, l'article 378 du Code pénal dit :

« Les médecins, pharmaciens, sages-femmes, etc., qui auront révélé ces secrets, seront punis d'un emprisonnement d'un à six mois et d'une amende de 100 à 500 francs ».

Ainsi il nous est formellement interdit de faire connaître, en aucun cas, la maladie pour laquelle il se soigne et le genre de traitement auquel est soumis tel malade qui nous confie l'exécution des ordonnances de son médecin. Tout le monde sait que la violation de secrets de ce genre peut entraîner des conséquences très sérieuses : jeter la division dans les familles, porter atteinte aux intérêts et à l'honneur des individus, etc.

Mais un secret professionnel n'est pas révélé seulement par la bouche, il peut l'être encore par la communication des prescriptions ou les indiscrétions du livre de copie d'ordonnances. C'est, en effet, une habitude, à Paris surtout, d'inscrire, autant que possible, le nom du client à la suite de la transcription de son ordonnance. Louable à tous autres égards, cette pratique a ici l'inconvénient de livrer le nom du malade aux personnes qui stationnent dans la pharmacie. Beaucoup ne se gênent nullement pour s'approcher du registre et, sans penser à mal, de jeter un coup d'œil sur les formules. Neuf fois sur dix il n'en résultera rien de fâcheux : mais, une dernière fois, un de ces indiscrets surprendra le secret du voisin, le colportera, portera préjudice au malade et, s'il lui est intenté des poursuites en dommages-intérêts, c'est avec raison et en vertu de cet article 378 que notre pharmacien sera mis en cause.

Evidemment il y a bien dans l'ordonnance de 1848 un article VI qui prescrit d'inscrire le nom et le domicile de l'acheteur, mais dans un cas unique et spécial : lorsqu'il y a eu acquisition d'arsenic ou de composés arsenicaux. Ce pourrait être, le cas échéant, une circonstance atténuante ou une excuse, mais pourquoi le pharmacien laisse-t-il son livre de copie d'ordonnances accessible au public ?

## L'ARMOIRE AUX POISONS

« Monsieur et cher Confrère, écrit en 1881, M. le directeur de l'Ecole de pharmacie, A. Chatin, il a été constaté, dans le cours de leurs visites, par MM. les Inspecteurs, qu'un certain nombre de pharmaciens renferment des médicaments non toxiques dans leur armoire aux poisons ou que la clef est, contrairement aux règlements, laissée sur la porte de l'armoire.

» Ces faits présentant de graves dangers pour la santé publique, ainsi qu'on en a chaque jour la preuve, je crois devoir vous prévenir que MM. les Inspecteurs ont pour instruction de les constater à l'avenir par des procès-verbaux ».

En vérité, nous ignorons à quels règlements fait allusion le sévère M. Chatin. Si c'est à l'ordonnance de 1846, article 11, nous nous empressons de le citer. Il dit :

« Les substances vénéneuses doivent toujours être tenues par les *commerçants*, *fabricants*, *manu-*

*facturiers* et *pharmaciens* dans un endroit sûr et fermant à clef ».

*Endroit*, que M. Chatin traduit libéralement par *armoire*, est bien vague. Ce peut aussi bien être une chambre et, si cela se conçoit dans les autres commerces, même dans la droguerie, cela ne s'explique pas aussi bien en pharmacie, où le produit vénéneux est presque la règle générale. Un commerçant qui a besoin d'arsenic, par exemple, devra évidemment le placer dans un endroit sûr et fermant à clef et même surveiller la clef qu'il peut avoir constamment sur lui pour plus de sûreté, mais il n'en saurait être de même en pharmacie où l'armoire aux poisons est sans cesse mise à contributions. Je ne suis pas de Falaise, mais enfin, *fermant à clef* ne veut pas dire *fermé à clef*.

Bref ! les foudres des procès-verbaux nous semblent peu à craindre, ordonnance en main, car : 1° rien n'y indique que la clef ne doit pas être sur la serrure ; 2° rien n'interdit de placer en cet *endroit* toute autre chose. Nous ne croyons pas, au reste, qu'il ait été dressé habituellement de procès-verbal dans le cas dont parle l'ancien Directeur de l'Ecole de pharmacie de Paris.

Disons enfin que les sarcasmes dont il s'est vu accablé à la suite de sa circulaire, ont bien dû faire repentir M. Chatin de son excès de zèle.

En définitive, cependant, M. Chatin eut raison et le Tribunal de la Seine condamna le pharmacien, dont l'armoire aux poisons avait été trouvée ouverte, à cent francs d'amende et aux dépens, comme infraction prévue par l'article 3 de l'ordonnance du 29 octobre 1846 et punie par l'article 1 de la loi du 19 juillet 1845.

On le voit, une fois de plus, l'observation de la loi et des règlements est une chose qu'il faut prendre au sérieux. Ce qu'il y a seulement d'amusant, et pour tout autre que la victime, ce sont les tribulations que peuvent et savent, au besoin, causer des employés rigides et trop zélés. Nous nous en voudrions, à ce propos, de ne pas rééditer une fois de plus cette anecdote que publia, je ne sais plus au juste quand, le *Bulletin de pharmacie de Lyon :*

Un pharmacien très estimable d'Alsace reçut, peu de temps après l'annexion, la visite réglementaire des inspecteurs du pays. En furetant bien, un de ces derniers découvre sur un rayon de la *cave* un flacon contenant environ 50 grammes de phosphore. Grand ébahissement de M. l'inspecteur qui ne peut comprendre que ce flacon soit aussi en *évidence ;* il prescrit à notre confrère d'emprisonner ce flacon dans un étui de métal. Le pharmacien se soumet.

A l'inspection suivante, un inspecteur nouveau veut se rendre compte du contenu de ce vase métallique. Horreur ! il aperçoit dans l'intérieur un flacon plein d'eau contenant notre phosphore. Impossible de laisser le flacon se promener ainsi librement, il faut le fixer au mur par une chaînette. Notre confrère se soumet de nouveau. Vous croyez que c'est fini, attendez :

Quelques années plus tard, un troisième inspecteur constate qu'on peut briser la chaîne ; il faut confectionner une armoire en fonte, avec clef, et fixée au mur. Notre confrère se soumet encore et voilà comment ce morceau de phosphore a coûté à son propriétaire une trentaine de francs. Si encore le pharmacien avait pu envoyer ce maudit phosphore à tous les diables, mais non, il est obligé de l'avoir : la pharmacopée allemande le prescrit.

## EXERCICE ILLÉGAL DE LA MÉDECINE

Tout exercice de la médecine, même par un pharmacien, pour être illégal, ne doit pas, forcément, être puni. Il y a des cas où une pratique nécessaire, une saignée, par exemple, pouvant sauver une vie, serait plutôt obligatoire.

Voici un cas. Un pharmacien d'Harfleur, sollicité par les parents d'un enfant atteint du croup, et le médecin ne venant pas, administra de l'émétique au petit malade qui dut à cette intervention de ne pas mourir. Le médecin porta plainte et le pharmacien fut condamné, quoique au minimum de la peine, par application des articles 35 et 36 de la loi du 12 ventôse an XI, 1er de la loi du 19 juillet 1815, 5 de l'ordonnance du 19 octobre 1846 et par l'article premier du décret du 8 juillet 1850 (deuxième article du tableau annexé au dit article) qui punissent l'exercice illégal de la médecine et la vente en dehors des prescriptions magistrales, des substances vénéneuses, de l'émétique, en espèce.

L'exception de force majeure, tirée de ce qu'il n'y avait à Harfleur qu'un seul médecin, fut rejetée.

Mais en appel, et la Cour « attendu que le médecin dont il s'agit, ne se trouvait pas à Harfleur, jour de l'intervention du pharmacien, et, qu'en tout cas, il y avait une urgence et une question d'humanité qui ne permettait pas d'attendre, que le pharmacien se trouvait placé dans ces conditions spéciales de force majeure qui, d'après la doctrine même de la Cour de cassation, relèvent de l'exécution de la loi » déchargea notre confrère des condamnations portées contre lui. Que personne, cependant, ne s'y laisse prendre. La plus grande prudence s'impose. Que serait-il advenu si l'initiative du pharmacien avait été suivie de la mort de l'entant ?

## SOINS AUX BLESSÉS SUR LA VOIE PUBLIQUE

Aux termes de règlements de police très formels, le corps d'une personne apportée dans une pharmacie, morte ou qui y meurt, doit rester dans l'officine jusqu'à l'arrivée de l'officier de police judiciaire, c'est-à-dire du commissaire de police, assisté d'un médecin pour constater les causes exactes de la mort.

Le cadavre est ensuite enlevé.

Le pharmacien n'a qu'une ressource : placer le corps dans son laboratoire, loin du regard du public. A lui, ensuite, de réclamer à qui de droit telle somme qu'il jugera due pour médicaments donnés. Et encore, sur quoi s'appuiera-t-il pour asseoir ses réclamations ? Ce n'est pas le malade qui a fait les commandes ; il n'est pas engagé, ni responsable. Ce ne sont pas les agents, ce n'est personne.

Il peut, évidemment, se refuser à recevoir le corps d'une personne dont la mort est parfaitement constatée. Il pourrait même, d'ailleurs, ce qui serait alors contre son intérêt bien entendu, ne pas recueillir les blessés que lui amènent la foule ou les agents. (Ordre, en effet, a été donné aux agents de police de conduire le blessé ou le malade dans la pharmacie la plus rapprochée, sans penser, évidemment, que c'était inciter le pharmacien à exercer illégalement la médecine, voire même la chirurgie).

Et il faut que le pharmacien sache bien que sa responsabilité très engagée, surtout s'il survient un accident qui ne serait pas causé par sa faute, que, toujours à la merci d'un médecin acariâtre, elle ne sera nullement dégagée par la présence d'agents, d'autant moins même que, pour les soins à donner aux blessés, ce n'est pas la pharmacie qui est officiellement désignée, mais, et malgré la consigne donnée aux agents, le commissariat de police, pourvu, en raison du fait, d'une boîte de secours.

Enfin il faut se rappeler que la préfecture de police a déclaré nettement qu'aucune vacation ne peut être allouée aux pharmaciens pour les soins donnés aux blessés qui leur sont amenés par les agents. Les médicaments seuls peuvent être payés sur la production d'une note détaillée. C'est à retenir.

## LA RÉGIE ET LA PHARMACIE

Le 1er mai, 1889, un voiturier T... introduisait dans Paris, sur les ordres d'un pharmacien, sans expédition de la régie et sans acquittement des droits, 20 litres de teinture d'écorces d'oranges amères, à 60°, accompagnés seulement d'une déclaration mentionnant : « Produits médicamenteux non soumis aux droits ».

Procès-verbal fut dressé et assignation fut donnée devant le Tribunal de la Seine qui, après expertise, renvoya le pharmacien des fins de la plainte, mais la Cour d'appel :

« Considérant que si le liquide en question est à titre médicamenteux, il ne peut être cependant considéré comme un produit exclusivement médicamenteux, que l'expert constate, en effet, que l'emploi de la teinture d'écorces d'oranges amères n'est pas restreint à la préparation des remèdes, mais qu'elle sert encore à la fabrication du curaçao, etc. ;

« Considérant que tous les remèdes, même à base d'alcool, échappent, par leur nature même, aux prescriptions légales relatives au déplacement et transport des alcools et boissons spiritueuses, il ne saurait en être ainsi pour les produits d'un caractère mixte pouvant, comme la teinture d'écorces d'oranges amères, servir aussi bien de remèdes que de matière première pour la fabrication de boissons alcooliques ou de liqueurs ;

« Infirme le jugement dont est appel... ».

(Paris, 14 mai 1890).

Ce dernier considérant résume la doctrine adoptée par la Cour de Cassation dans des causes analogues. Il n'y a que le produit exclusivement médicamenteux qui puisse échapper à la régie.

## DES ALAMBICS

Le pharmacien est-il tenu de déclarer à la régie des contributions indirectes les alambics ou appareils distillatoires qu'il possède ?

Oui, en vertu de la loi du 2 août 1872 dont voici l'article premier : « Tout détenteur d'appareils propres à la distillation d'eau-de-vie ou esprits est tenu de faire, au bureau de la régie, une déclaration énonçant le nombre et la capacité de ces appareils ».

Les contrevenants tombent sous l'application de la loi du 28 février 1872 et sont punis de la confiscation des boissons saisies et d'une amende de cinquante francs à cinq mille francs.

Au nom de ces textes, un M. C.., pharmacien-droguiste à Paris, poursuivi par la régie, pour revivification d'alcools qu'il avait fait entrer à Paris comme produit médicamenteux (alcoolature d'aconit) fut condamné, en outre, à une amende de cinq cents francs, comme détenteur d'un alambic non déclaré.

A l'audience la régie déclara qu'a la vérité jamais elle n'avait songé à poursuivre les pharmaciens parce qu'il était constant qu'ils ne se livraient point à la revivification des alcools; mais qu'elle se réservait de le faire chaque fois qu'elle le jugerait nécessaire pour la répression d'une fraude.

C'est un procédé qui ne manque pas d'originalité. Nous nous rappelons, du reste, l'avoir vu appliquer à un professeur pour un alambic de démonstration.

## POIDS ET MESURES ET TRÉBUCHETS

L'ordonnance qui régit la matière est celle du 17 avril 1839. Or, aux termes de son article 22, les balances, romaines et autres instruments de pesage sont soumis à la vérification première et poinçonnés avant d'être exposés en vente et mis entre les mains du public. Ils sont, en outre, inspectés dans leur usage et soumis sur place à la vérification périodique.

La sanction, art. 35, est la saisie des instruments altérés, défectueux ou non poinçonnés.

Cette ordonnance ne fait donc aucune exception, mais il est admis que les balances de précision et leurs poids spéciaux, employés exclusivement à des expériences scientifiques ou à des analyses chimiques, sont dispensés de cette obligation sous la réserve expresse qu'ils soient placés en dehors du magasin ouvert au public, afin de ne pouvoir, en aucune façon, servir ou paraître servir aux transactions commerciales. Il serait même imprudent d'exposer ces objets dans une vitrine. On pourrait y voir une contravention.

Enfin, pour être complet sur cette question, rappelons l'article 3 de la loi du 27 mars 1851 « tendant à la répression plus efficace de certaines fraudes dans la vente des marchandises. »

Article 3. — Sont punis d'une amende de 16 à 25 francs, et d'un emprisonnement de six à dix jours, ou de l'une de ces deux peines seulement, suivant les circonstances, ceux qui, sans motifs légitimes, auront dans leurs magasins ou ateliers, soit des poids ou mesures faux, ou autres appareils inexacts servant au pesage et mesurage, soit des substances alimentaires ou médicamenteuses qu'ils sauront être falsifiées ou corrompues.

D'après les articles 5, 6 et 7 de la même loi, les instruments inexacts peuvent en outre être confisqués et le jugement de condamnation affiché. Il peut être accordé des circonstances atténuantes. En conséquence, il serait bien imprudent, pour ne pas dire plus, de conserver dans le local commercial et même sans avoir la moindre intention de s'en servir, des balances, poids et mesures hors d'usage. La présence de ces objets inutiles est une contravention punissable.

# CHAPITRE VI

## BÉNÉFICES PROFESSIONNELS. — DISTRIBUTION GRATUITE DES MÉDICAMENTS

Des âmes bonnes, charitables et bien intentionnées pourraient croire que la distribution gratuite des médicaments ne saurait être défendue par aucune loi. Qu'en formulant ces appréciations, on ne réfléchit pas : 1° Qu'on fait tort au pharmacien ; 2° Qu'on ouvre la porte aux erreurs si faciles en la matière, et souvent si terribles ; 3° Que des lois très spéciales et faites dans l'intérêt supérieur de la santé publique, réservent la manipulation des médicaments à des personnes compétentes et seulement à elles, c'est-à-dire aux pharmaciens.

Pour ceux qui veulent des documents, voici un arrêt de la Cour de Grenoble, en date du 27 juillet 1889 :

« Attendu que la dame Bourcat (religieuse), soutient vainement qu'elle doit être renvoyée des fins de la poursuite dirigée contre elle, par le motif qu'elle ne vend pas habituellement ses médicaments, que le plus souvent elle les distribue gratuitement et par humanité aux indigents, ou ne leur fait payer que ses déboursés ; que, sans doute, les sentiments d'humanité et de désintéressement dont elle fait preuve en pareil cas sont très louables ; mais que le Tribunal ne peut y puiser des motifs suffisants pour faire violence à la loi qui défend d'une façon absolue le débit des médicaments au poids médicinal, à toutes personnes autres que les pharmaciens reçus ;

Que, du reste, l'exercice illégal de la pharmacie n'est interdit que dans l'intérêt de la santé publique et non dans le but de réprimer la cupidité de ceux qui voudraient ou pourraient en tirer profit ;

Que le seul fait, donc, de distribuer, même gratuitement, des drogues et préparations médicamenteuses, par une personne qui n'en a pas le droit, rend cette personne passible des peines correctionnelles ;

Qu'on ne comprendrait pas qu'il en fut autrement, sinon, comment sauvegarder la santé publique si tout individu pouvait, sans titre légal, livrer ou débiter, dans un but de charité, des préparations médicamenteuses ».

Sans doute, dans certains cas, la force majeure pourrait couvrir des infractions à la loi sur la pharmacie, lorsque, par exemple, il s'agirait de sauver quelqu'un d'une mort certaine, mais alors il faudrait prouver l'urgence absolue. D'ailleurs, en pareil cas, il n'est personne qui portât l'affaire devant les Tribunaux, sauf en cas d'accident.

N'oublions pas que l'intention charitable ne saurait excuser un accident. Une distribution gratuite du médicament ayant causé la mort ou un dommage quelconque tomberait fort bien sous le coup des articles 1382 du Code civil, ou 319 et 320 du Code pénal.

Voici encore à ce sujet des considérants formulés par la Cour d'appel d'Angers :

« Considérant que les faits incriminés constituent des actes de bienfaisance et de charité, lesquels ne tombent pas sous l'application des lois, ordonnances ou déclarations édictées pour réglementer la police de la pharmacie ;

Que ces lois, dont le but est de protéger les populations contre les surprises d'une ignorance cupide ou d'un empirisme dangereux, n'ont certainement pas été faites pour punir ceux qui, accidentellement et par commisération pour les souffrances des malades indigents, joignent à leurs secours pécuniers quelques-uns de ces médicaments dont l'usage est habituel et encore moins ceux qui, n'ayant pas fait usage de la totalité des médicaments prescrits pour eux et pour leurs proches, croient pouvoir en faire profiter les pauvres ;

Qu'une interprétation aussi rigoureuse de la loi empêcherait les personnes charitables de venir en aide aux malades pauvres et aurait pour résultat de priver les indigents de tout secours dans les communes rurales éloignées d'une officine pharmaceutique ;

Que ces lois, au contraire, n'ont jamais été appliquées à des actes d'humanité et qu'une jurisprudence constante reconnaît aux Tribunaux une certaine latitude dans l'appréciation des faits de distribution de médicaments dans un esprit de bienfaisance ;

Considérant un avis du Conseil d'Etat en date

du 8 vendémiaire an XIV ainsi conçu : « En se renfermant dans les limites tracées par le rapport du Ministre des cultes, les curés ou desservants n'ont rien à craindre des poursuites de ceux qui exercent l'art de guérir, ou du ministère public, puisque en donnant des soins et des conseils gratuits, ils ne font que ce qui est permis à la bienfaisance et à la charité de tous les citoyens, ce que nulle loi ne défend, ce que la morale conseille, ce que l'Administration provoque, et qu'il n'est besoin, pour assurer la tranquillité des curés ou desservants, d'aucune mesure particulière ;

Considérant qu'en remettant gratuitement et à des intervalles éloignés, à quelques malades, des remèdes ou drogues simples, dont il n'avait pas fait l'emploi pour lequel il les avait achetés, l'appelé n'a certainement pas excédé les limites tracées par le rapport de Portalis, auquel se réfère l'avis ci-dessus... »

Pour ces motifs, le prévenu était renvoyé des fins de la poursuite, sans dépens. Cet arrêt était rendu en confirmation d'un jugement du Tribunal correctionnel.

Il est bien évident qu'une distribution gratuite de médicaments, dans un but ostensible de charité, mais dans l'intention véritable de propager le produit, ou de se faire de la réclame, de la part d'un médecin en particulier, serait de nature à être judiciairement poursuivie.

M. le docteur Legrand du Saulle a étudié magistralement le cas du médecin distribuant gratuitement des médicaments dans une localité pourvue d'un pharmacien. Nous donnerons son appréciation plus loin et nous terminerons en disant que les belles paroles de Portalis avaient leur raison d'être à une époque où les pharmaciens étaient rares ; à l'heure actuelle ils sont assez répandus pour être à la portée de tous les besoins ; en outre, la charité publique administrative est chargée du sort des indigents et leur fournit des médicaments sans léser le pharmacien.

## OBLIGATION DES PARENTS DE PAYER LES HONORAIRES MÉDICAUX DUS PAR LES ENFANTS

« Attendu que les demandeurs, docteurs en médecine, justifient avoir donné des soins médicaux à L... fils, que les époux L..., père et mère, ne le contestent point, mais se défendent en alléguant que les soins donnés à leur fils majeur ont causé une dette personnelle, qu'ils ne peuvent être tenus de payer, puisqu'ils ont renoncé à la succession ;

Attendu que, sans qu'il soit besoin de rechercher si les époux L... ont fait acte d'hériter en s'emparant des effets d'habillement et de la montre du fils, il convient d'écarter leur système ;

Attendu, en effet, qu'il est constant qu'à l'époque où les demandeurs ont soigné L.. fils, ce dernier, absolument dénué de ressources, et hors d'état de se livrer à aucun travail, était logé et nourri chez M... (principal locataire d'un immeuble appartenant aux époux L..) aux frais de ses père et mère qui, aux termes des articles 205 et 207 du Code civil, lui devaient des aliments ;

Attendu que les demandeurs ont été appelés près de lui par une personne envoyée par sa mère, et que cette dernière a souvent assisté aux visites médicales et aux pansements ;

Attendu que la dette alimentaire spécifiée par l'article 205 du Code civil ne comprend pas seulement la fourniture des aliments proprements dits, mais bien toutes les choses indispensables à la vie, comme le logement, les vêtements et nécessairement les soins à donner et les dépenses à faire en cas de maladie ;

Attendu que les époux L... qui ne donnaient à leur fils aucune somme d'argent pour subvenir à ses besoins, ont été, en vertu de l'obligation légale où ils étaient de lui fournir des aliments, tenus personnellement envers les demandeurs qui l'ont soigné, comme ils étaient tenus envers M... qui lui fournissait le logement et la nourriture ;

Attendu que l'obligation alimentaire existe aussi bien pour la mère que pour le père, il convient, en l'état, de prononcer condamnation solidaire entre les époux L... »

Cette obligation, naturellement, s'étendrait aussi bien à la pharmacie qu'à la médecine et autorise le pharmacien à envoyer aux parents le mémoire des médicaments fournis à leurs enfants insolvables. Il ne faudrait pas cependant que le pharmacien fournisse des médidaments à l'insu des parents ; je veux dire qu'il devra en référer à ceux-ci dès qu'il les connaîtra, on aura leur responsabilité. Il ne devra pas en délivrer malgré leur opposition, surtout s'ils sont plutôt pauvres.

## FRAIS DE DERNIÈRE MALADIE

Au moment où la jurisprudence était d'avis que les frais de dernière maladie devaient s'entendre de la dernière maladie qui précédait une répartition judiciaire des biens du débiteur entre ses créanciers, la loi de 1892 sur la médecine est venue fixer les juristes hésitants en ajoutant dans l'article 2101 du Code civil à ces mots : « les frais de dernière maladie », ces autres : « quelle qu'en ait été la terminaison ».

Mais un nouveau débat vient de surgir quant à l'interprétation de l'article modifié.

Le créancier sera-t-il privilégié pour les soins donnés, non au failli lui-même, mais aux membres de sa famille, dont il est tenu et responsable et pour lesquels on lui a fait crédit ?

Le Tribunal, saisi de la question, y a répondu par la négative.

En réalité, le cas n'a pas été prévu et, s'il y avait de bonnes raisons en faveur de l'affirmative, il n'en est pas moins vrai, par contre, que les privilèges sont de droit étroit, que, par suite, on ne peut les étendre par voie d'assimilation et en l'absence d'un texte formel : *sub judice lex est*. Il y aura, le plus souvent, une question de fait à résoudre.

## SOINS PARTICULIERS DU PHARMACIEN

Le Tribunal civil de Die (1882) a admis que les soins particuliers rendus par le pharmacien aux malades qu'il a fournis de médicaments : comme leur application, etc., peut être l'objet d'une rémunération pécuniaire. De ce que le pharmacien, en se faisant régulièrement solder ses notes de médicaments par son client, négligeait d'y porter le prix de ses soins et pansements, on ne saurait conclure qu'il était dans son intention de ne rien réclamer à ce sujet. Il pouvait attendre le rétablissement du malade ou escompter les bénéfices d'une disposition testamentaire en sa faveur.

Dans tous les cas, il avait droit à un salaire et le Tribunal, trouvant dans les documents versés aux débats, une base suffisante pour apprécier, fixa la somme due au pharmacien par son client au cours de sa dernière maladie. En vérité, toute peine mérite salaire.

## LEGS D'UN CLIENT DÉCÉDÉ

Le pharmacien qui a traité une personne pendant la maladie dont elle est morte n'est pas admis à profiter des dispositions qu'elle aurait faites en sa faveur pendant le cours de cette maladie ; exception est faite pour les dispositions rémunératoires particulières, eu égard aux facultés du disposant et aux services rendus, et, pour les dispositions universelles, dans les cas de parenté jusqu'au quatrième dégré inclusivement, pourvu que le décédé n'ait pas d'héritiers en ligne directe et à moins que celui au profit de qui la disposition est faite, ne soit lui-même du nombre de ces héritiers.

Ces prohibitions sont absolues sans qu'il soit permis de rechercher si la libéralité a eu pour cause déterminante des rapports de parenté ou d'affection. Toutefois, cette rigueur n'atteint le pharmacien qu'autant qu'il est sorti du cercle de ses fonctions ordinaires, pour visiter et traiter le malade ; la simple livraison de remèdes ne doit pas être assimilée à un traitement tel que le comporte la loi. Ceci en vertu de l'article 909 du Code civil ainsi conçu :

ART. 909. — Les docteurs en médecine ou en chirurgie, les officiers de santé et les *pharmaciens* qui auront traité une personne pendant la dernière maladie dont elle meurt, ne pourront profiter des dispositions entre vifs ou testamentaires qu'elle aurait faites en leur faveur pendant le cours de cette dernière maladie. Sont exceptées : 1° Les dispositions rémunératoires faites à titre particulier, eu égard aux facultés du disposant et aux services rendus ; 2° Les dispositions universelles dans le cas de parenté jusqu'au quatrième degré inclusivement, pourvu toutefois que le décédé n'ait pas d'héritiers en ligne directe, à moins que celui au profit de qui la disposition a été faite ne soit lui-même du nombre de ces héritiers.

# CHAPITRE VII

## ORDONNANCE INQUIÉTANTE

La loi de germinal a divisé les remèdes en trois catégories : magistraux, quand ils sont préparés sur ordonnance du médecin ; officinaux quand ils sont confectionnés d'avance et conformément au Codex ; secrets quand ils résultent d'une formule particulière et plus ou moins efficace.

Relativement aux remèdes magistraux, le pharmacien doit strictement se conformer à l'ordonnance régulière et acceptable du médecin, sous peine de se rendre coupable d'exercice illégal de la médecine.

A la vérité, l'obligation d'exécuter scrupuleusement les prescriptions médicales, sans pouvoir les changer ou les modifier, s'impose aux pharmaciens comme une règle professionnelle. Mais il ne s'ensuit pas que leur ministère soit, en quelque sorte forcé et qu'ils doivent s'exposer à être personnellement recherchés en exécutant une ordonnance renfermant une erreur, nous ne dirons pas évidente, mais qu'ils considèrent comme dangereuse.

Il leur est loisible, en ce cas, soit d'en référer

immédiatement au médecin prescripteur si la chose est possible, soit de refuser leurs concours.

C'est dans ce sens que le Tribunal civil de la Seine (audience du 20 juillet 1881) a conclu, d'une manière générale, qu'un pharmacien peut refuser d'exécuter une ordonnance qu'il considère comme dangereuse, s'il n'est constant qu'il n'a été déterminé que par des appréciations scientifiques, en vue de sauvegarder sa propre responsabilité et sans intention de nuire à autrui.

Ajoutons à cela que, dans tous les cas à moins d'erreur absolument grossière et évidente (Code pénal, article 319) le pharmacien est couvert par l'ordonnance du médecin. Ne sachant pas, il n'a pas à s'en informer, le but que l'on veut obtenir, il n'a ni à modifier, ni à discuter la prescription. Le médecin est seul responsable des suites d'une ordonnance régulière, littéralement suivie et exécutée ponctuellement.

On a vu des cas où le pharmacien était rendu responsable d'un empoisonnement survenu à la suite d'absorption de morphine délivrée sur ordonnance du médecin. Mais en l'espèce, la morphine, dont la quantité eut dû être indiquée en toutes lettres, avait été formulée en chiffres. Exécuter une telle ordonnance c'était contrevenir à la loi et aux réglements. Pour plus amples renseignements, lire avec attention le jugement qui suit :

## ORDONNANCE INCOMPLÈTE

M. le Dr C... et M. M.., pharmacien, le premier pour avoir prescrit une potion au calomel sans avoir spécifié la dose, le second pour avoir exécuté cette ordonnance, furent assignés devant le Tribunal de la Seine (28 juillet 1894), par la dame F..., qui, à la suite de l'absorption du médicament, éprouva un redoublement de maladie.

Mais le Tribunal :

Attendu que C... et M... ont commis une imprudence, une négligence ou une inobservation des règlements qui entraîne à leur égard l'application des articles 319 et 320 du Code pénal :

Attendu que la responsabilité pénale des médecins et des pharmaciens peut être accourue en dehors des lois qui régissent leur profession, toutes les fois que les règles de prudence et de bons sens auxquelles sont soumis l'exercice de toute profession, n'ont point été observées :

Attendu que M..., en exécutant une telle ordonnance, a de plus contrevenu aux dispositions de l'article 32 de la loi de germinal qui lui impose l'obligation de se conformer, pour la préparation des remèdes composés, aux prescriptions faites par le médecin, quand ces remèdes, comme le calomel, ne sont point inscrits au Codex ;

Que ladite ordonnance ne portant aucune indication de dose, M... n'aurait pas dû l'exécuter ;

Attendu que si la contravention aux dispositions sus-visées est caractérisée, à la charge des prévenus, au point de vue de ses éléments légaux et matériels, il faut encore, pour qu'il y ait délit, que la relation de cause à effet soit établie, c'est-à-dire que la cause déterminante de la maladie de la dame F... a été la potion au calomel qu'elle a prise ;

Attendu que cette cause n'est et ne peut être prouvée ; que le Tribunal ne peut dire en conséquence, si la négligence ou l'imprudence dont les prévenus se sont rendus coupables a eu pour effet de produire les troubles graves qui se sont manifestés dans la santé de la dame F.. ; que le délit imputé à C... et à M... n'est donc point caractérisé dans tous ses éléments constitutifs ;

Renvoie.

On remarquera que dans cette affaire, l'acquittement des personnes n'a tenu qu'à un cheveu ; sans doute, à ce fait que le ministère public n'est point intervenu. A noter aussi que contre le pharmacien n'était pas relevé une contravention à l'article 32 de la loi de l'an XI pour avoir délivré une préparation magistrale où il substituait son appréciation au dosage médical absent. Un hasard heureux voulut pour lui que ni le réquisitoire, ni l'ordonnance de renvoi ne relevèrent le fait qui imputait condamnation à 500 francs d'amende. En se cantonnant, par bienveillance, sur le terrain étroit de la demande, le Tribunal pouvait acquitter, mais c'était par tolérance.

## ORDONNANCE FAUSSE

Une jeune femme s'était fait délivrer , par ordonnance, des doses de morphine. Quand le pharmacien présenta sa note, il lui fut répondu qu'on ne voulait pas le payer, les doses ayant été délivrées sans ordonnances (on voulait dire sur ordonnances fausses simulées) et ayant causé l'anémie de la cliente qui avait dû suivre, pour améliorer ensuite l'état de santé, un régime fortifiant très coûteux.

Cette réponse singulière n'a pas été du goût de la 7me Chambre qui a condamné la morphinomane à payer au pharmacien le montant de sa note

Les fournitures ont eu lieu sur ordonnances, conformément à la loi de 1856, dit le jugement. Si les noms des médecins portés au livre ne sont pas, d'après la défenderesse, ceux de ses docteurs habituels, il n'y a pas lieu de tenir compte de cet argument. En effet, la loi n'a réservé au pharmacien aucun moyen de reconnaître si les signatures qui sont au bas des ordonnances émanent d'un docteur. Il est, d'ailleurs, bien facile à une cliente de nier qu'elle est fourni des ordonnances, puisque le pharmacien doit les rendre aux malades dont elles sont la propriété. D'autre part, dans l'espèce, il ne s'agit pas uniquement de fourniture de morphine, mais aussi d'antipyrine et d'onguents. Enfin, en admettant que la demanderesse ait présenté de fausses ordonnances, elle serait coupable d'une fraude à la loi et elle ne saurait tirer de là un moyen de ne pas payer les fournitures qu'elle avoue bien lui avoir été faites.

*Journal des Sciences médicales de Lille* et *Gazette des Hôpitaux*. — Sept. 1891.

## RENOUVELLEMENT DES ORDONNANCES

Un pharmacien est-il autorisé à exécuter plusieurs fois la même ordonnance ?

Cette question fut posée devant la Société de médecine légale qui, pour l'étudier, adjoignit à son Bureau MM. Chaudé, Demange, Descout, Lebègue et Lefort, et nous lisons dans le rapport qui s'ensuivit l'extrait suivant :

La société est suffisamment garantie dès à présent par l'ordonnance royale de 1846 sur la vente des substances vénéneuses et elle ne trouverait aucun avantage de plus si on obligeait le pharmacien à ne pas renouveler une prescription sans un nouveau visa du médecin. Il y aurait, au contraire, des inconvénients graves pour la régularité du traitement et une atteinte sérieuse portée à la liberté de la personne voulant user d'une ordonnance qui lui appartient. Enfin, le pharmacien, par les preuves de savoir qu'il a fournies pour obtenir son diplôme, par les exigences de la loi qui fixe à vingt-cinq ans l'âge auquel il pourra s'établir, doit inspirer assez de confiance dans sa prudence et sa circonspection, pour qu'il soit inutile d'apporter une nouvelle restriction à sa liberté.

En examinant l'article VI de l'ordonnance de 1846, plutôt dans son esprit que dans la lettre, on doit penser que les précautions énoncées sont indiquées seulement pour la première fois où les médicaments sont délivrés, car si on admet que la prescription peut être renouvelée sans être soumise aux mêmes précautions, il pourra arriver que, faite une seconde ou une troisième fois chez un ou plusieurs pharmaciens, elle ne porte qu'un seul cachet et une seule date. Dans ce cas, si les médicaments délivrés postérieurement à la première inscription ont amené des accidents, celui sur qui pourraient peser les responsabilités, serait peut-être le premier pharmacien qui, seul, se sera conformé à la loi.

En conséquence, la Société de médecine légale émit le vœu : 1° que le médecin, prescrivant une médication susceptible d'occasionner des accidents toxiques, indiquât, lorsque cela lui paraîtra possible, le nombre de fois maximum que l'ordonnance pourra être exécutée sur un nouveau visa ; 2° que le pharmacien apposât à nouveau sur l'ordonnance, à chaque renouvellement, son cachet, son timbre et la date ; 3° que les solutions hypodermiques ne fussent, en aucun cas, renouvelées sans une autorisation spéciale.

Observons d'abord que la liberté, pour le malade, d'user d'une ordonnance qui lui appartient, est forcément sujette à deux restrictions. Elle est limitée, d'un côté, par la liberté du pharmacien pouvant préparer ou non, d'un autre par les lois et règlements. Ensuite étudions deux cas généraux.

En principe, il est bien certain que le pharmacien ne doit délivrer aucun médicament sans une ordonnance du médecin. Mais cette ordonnance doit-elle être spéciale à la livraison ? La loi ne le dit pas, mais de son esprit il résulte clairement qu'il en doit être ainsi. Si, d'ailleurs, le médecin n'a pas indiqué que l'ordonnance doit être renouvelée, on comprendrait difficilement le malade ou le pharmacien qui la réitérerait. Ce fait constituerait, d'abord, appréciation de l'état du malade et par cela même exercice illégal de la médecine qui mettrait, au compte du patricien, tous les risques et toutes les responsabilités.

En fait, il est bien difficile d'obliger le malade à se remunir d'une nouvelle ordonnance pour des médicaments courants : potion pectorale, pilules toniques, sirop dépuratif, etc.

La question devient plus délicate quand il s'agit, non plus de substances inoffensives, ou considérées comme telles, mais de toxiques ou de produits pouvant le devenir à une certaine dose. Néanmoins, là, encore, dans la pratique, on n'use pas toujours de rigueur. Il y a des affections soignées par des toxiques plus ou moins violents, qui exigent un traitement d'une certaine durée et pour lesquelles le médecin se borne à dire au malade : « Continuez le traitement jusqu'à nouvel ordre ».

Obliger le malade, quand une ordonnance est épuisée ou utilisée, de se munir d'une nouvelle prescription médicale, serait le condamner à un impôt au profit de son médecin qui répugnerait, lui-même. dans la pluralité des cas, à toucher le prix d'une consultation pour si peu. Le malade serait le premier, d'ailleurs, à récriminer contre l'inflexibilité du pharmacien. Il s'en trouverait pour accuser celui-ci de s'être concerté avec le médecin.

Ce qu'il y a de certain, en tout cas, c'est que le pharmacien encourt des responsabilités en ne faisant pas renouveler des ordonnances déjà exécutées. C'est à lui, en définitif, et en l'absence d'une réglementation nette, de suivre, entre ses risques et ses intérêts, une ligne raisonnable en prenant toutes les précautions nécessaires.

Comme exemple à l'appui de cette théorie, nous transcrivons, tout au long, un jugement qui date de mai 1883, dont le texte fera suffisamment connaître les circonstances de l'affaire :

Attendu que les médecins, lorsqu'ils ordonnent l'emploi de substances vénéneuses, doivent signer et dater leurs prescriptions et indiquer en toutes lettres la dose à délivrer ; que les pharmaciens sont tenus de transcrire les prescriptions sur un registre et sans aucun blanc et de ne les rendre que revêtues de leur cachet et après avoir indiqué le jour où les substances ont été remises ;

Attendu qu'il ressort de ces dispositions que le pharmacien ne doit débiter les substances vénéneuses qu'en vertu d'une prescription spéciale et particulière du médecin, indiquant les quantités et les doses à fournir ; qu'il lui est interdit d'apporter la moindre modification dans l'exécution de la prescription magistrale et dans sa préparation ;

Attendu qu'il ressort des débats, des documents produits et notamment des mémoires de fournitures présentés par V... que du 29 mai 1881 au 29 octobre 1882, dans l'espace de 516 jours, ce pharmacien a vendu à la dame J... 693 grammes de morphine, produit classé au nombre des substances vénéneuses, par livraisons successives de 10, 15, 20, 40, 45, 50, 60, 100 et 110 paquets, au total 3465, et dont le prix s'est élevé à 1650 fr. 50 ;

Attendu qu'il s'est contenté, pour délivrer ce produit en aussi grande quantité, de la présentation de deux ordonnances de médecin, datées de mars et juin 1881, enregistrées sous les nos 19705 et 20002, lesquelles prescrivaient chacune une dose fixe et divisée en 10 paquets ;

Attendu qu'en admettant qu'un certain relâchement se soit introduit dans la pratique, et qu'il en soit résulté une tolérance d'une seule ordonnance pour obtenir plusieurs fois le même médicament, il est évident que cet emploi ne doit pas se répéter, ni se prolonger indéfiniment et devenir, par le fait de la complaisance coupable d'un débitant, un moyen frauduleux d'éluder la loi et de se procurer des substances vénéneuses en quantité considérable ;

Attendu que, pendant 17 mois consécutifs, V..., au mépris de ses devoirs professionnels, n'a pas cessé de fournir de la morphine à la dame J..., qu'il suffisait qu'elle en demandât, soit verbalement, soit par correspondance, pour qu'il lui en delivrât immédiatement sans titre ni examen, et dans les quantités réclamées ; qu'il n'a jamais pris la précaution de s'enquérir de la personnalité de cette malade, de sa situation, ni des causes qui nécessitaient l'emploi continu et excessif de cette substance ; que sa bonne foi n'est pas admissible ; qu'il s'est laissé entraîner par un intérêt mercantile ;

Attendu que ces infractions multiples et réitérées ont eu des conséquences terribles ; que la dame J... a trouvé, par suite de la connivence intéressée du pharmacien, la possibilité de se procurer un médicament toxique dont elle a fait un abus déplorable et qui a produit sur son organisme des ravages désastreux ; que si la part de responsabilité incombant à V... n'est pas actuellement déterminée exactement, il est, dès à présent, certain qu'il a contribué, dans une large mesure, à la triste situation de cette infortunée ;

Condamne V... à huit jours d'emprisonnement et 1000 francs d'amende.

Statuant sur la demande de la partie civile :

Attendu que l'état de santé de la dame J..., par suite de l'abus de la morphine que lui a procurée illégalement V... a été aggravé et compromis à ce point qu'il a été urgent de l'interner dans une maison de santé pour y être soumise à une médication spéciale ;

Attendu que les frais de traitement s'élèvent à 250 francs par mois ; que J..., obligé de se rendre à ses occupations, a été forcé, à cause de l'absence de sa femme, de pourvoir à la surveillance de ses deux jeunes enfants et aux soins à leur donner ; qu'il se trouve sous le coup d'une réclamation relative à une dette contractée à son insu ; qu'il existe de ces divers chefs un préjudice né et actuel que le Tribunal est en mesure d'évaluer ;

Attendu qu'il est impossible de déterminer les conséquences, dans l'avenir, de cette intoxication prolongée, sa durée, son influence sur l'organisme, ni le temps que la malade séjournera dans la maison de santé ; qu'à cet égard, les éléments d'appréciation manquent ; qu'il y a lieu de réserver à J... tous ses droits et la faculté de fournir, par état, les dommages-intérêts qui pourront lui être dus ultérieurement ;

Par ces motifs,

Condamne V... à payer à J..., à titre d'indemnité pour le préjudice subi jusqu'à ce jour, la somme de 2.000 francs ;

Pour le surplus, lui réserve tous ses droits avec faculté de réclamer par état les dommages-intérêts ultérieurement dus ».

En appel, la Cour confirma ce jugement en ce qui touche la contravention, mais la modifia ainsi, quant aux réparations civiles :

« Considérant qu'il résulte des documents produits et des débats, que la maladie de madame J... était antérieure aux livraisons de morphine faites par V..., que cette maladie a seulement été aggravée par l'imprudence de l'appelant ;

Maintient les huit jours d'emprisonnement, réduit l'amende à 500 francs, confirme à 2000 francs la somme due à J... pour dommages-intérêts, mais décharge l'appelant du surplus des condamnations et mesures ordonnées contre lui ».

Ainsi réduite, cette condamnation est encore assez lourde pour conseiller aux pharmaciens une extrême prudence dans le renouvellement des ordonnances, surtout de celles qui comprendront des toxiques. Ils devront, sinon pour éviter une poursuite en correctionnelle, au moins pour parer aux réparations civiles et obtenir des circonstances atténuantes, se faire couvrir d'une lettre de la famille. A eux encore de faire en sorte qu'on ne puisse leur opposer des notes fantastiques comme celle du confrère V..., par exemple, en se faisant payer au comptant la livraison des médicaments.

Enfin, le pharmacien fera sagement de se refuser à renouveler trop de fois une ordonnance qu'il jugerait dangereuse. Pour en finir, donnons entre autres un second exemple plus éloquent que la meilleure page de rhétorique.

M. G..., pharmacien dans la banlieue de Paris, fut sollicité de vendre de la morphine à la dose de 25 centigrammes. La dose était minime, le pharmacien la délivra. Le fait se renouvela deux ou trois fois à huit jours d'intervalle et, à raison de la quantité et du temps mis entre chaque fourniture, M. G... n'hésita pas à fournir.

Mais, sur une plainte de la famille, le parquet traduisit le pharmacien en police correctionnelle, où il fut condamné à 200 francs d'amende et aux dépens.

Il eut beau plaider la tolérance en général et, pour ce cas particulier, l'infimité de la dose et les intervalles de fourniture. On lui répondit que l'abus de la morphine, faisant chaque jour de nouveaux progrès, les pharmaciens devaient, quand il s'agissait de cette substance, se montrer d'autant plus réservés que les ruses des morphinomanes, pour se procurer l'objet de leur passion, devenaient chaque jour plus compliquées, et la condamnation fut prononcée.

## PROPRIÉTÉ DE L'ORDONNANCE. — A QUI APPARTIENT L'ORDONNANCE ?

L'ordonnance, la prescription médicale, appartient incontestablement à celui qui, pour l'obtenir, a payé les honoraires du médecin. Indépendamment des explications parfois très explicites et même spéciales, qui peuvent y être portées, et ont souvent, aux yeux des malades, une importance considérable, il peut arriver ceci, c'est que ce papier vaille comme certificat plus que comme formule. Son obtention et sa détention ont peut-être été les seuls mobiles qui ont conduit le malade chez tel médecin.

Le cas d'avoir fait exécuter cette prescription, ne saurait entraîner, *ipso facto*, pour le client, la perte de ce droit de propriété au profit du pharmacien. Il n'y aurait d'exceptions que dans des cas spéciaux où le praticien verrait dans l'exécution de l'ordonnance ou sa restitution, un danger quelconque et d'ordre public.

Ceux qui soutiennent l'opinion contraire disent que la prescription est une garantie qui doit couvrir la responsabilité du pharmacien, que, par conséquent, elle doit rester entre ses mains.

Or, si nous lisons attentivement l'article 6 de l'ordonnance du 29 octobre 1846, sur la vente des substances vénéneuses, seul passage où il soit question des prescriptions médicales, nous voyons ceci : « Les pharmaciens ne *rendront* les prescriptions, que revêtues de leur cachet, etc. » et plus loin : « Le registre de transcription sera conservé pendant vingt ans au moins, et devra être représenté à toute réquisition de l'autorité ».

Ainsi la restitution de l'ordonnance est indiquée comme une chose habituelle, d'usage ; ce seul mot « rendrait » de l'ordonnance de 1846, vaut une consécration.

On voit encore que c'est le registre des transcriptions, qui est la seule et légitime garantie du pharmacien, celle de son client et de l'administration. C'est lui qui fera foi en justice, jusqu'à preuve du contraire. C'est pour cela qu'il sera conservé vingt ans. C'est pour cela que la loi l'entoure de formalités spéciales, qui en font un témoin digne de confiance. A quoi pourrait servir la transcription, si le pharmacien avait le droit de garder l'ordonnance ?

A l'encontre de cette thèse, d'aucuns émettent cette objection au moins originale :

De l'avis de tout le monde, l'article 6 de l'ordonnance du 29 octobre 1849 qui dit : « Les pharmaciens ne *rendront* les ordonnances qu'après les avoir *enregistrées*, etc... » ne s'applique qu'à l'article précédent 5, relatif à la vente des *substances vénéneuses* pour lesquelles *seules*, la *transcription* sur un registre spécial est ordonnée.

*Quid* alors s'il s'agit d'une ordonnance ne contenant aucune substance vénéneuse ? Doit-elle être transcrite ? La loi ne l'ordonne pas. Alors si on ne l'inscrit pas, ce qui est le droit strict du pharmacien, celui-ci ne peut-il conserver l'ordonnance du médecin, qui reste alors la seule pièce sauvegardant sa responsabilité, en cas de contestation postérieure ?

L'opinion ne se soutient guère mais peut se plaider. Il nous semble évident que sa responsabilité n'étant pas engagée, le pharmacien n'a aucune raison de conserver l'ordonnance.

Le cas d'un client réclamant son ordonnance au pharmacien s'est rencontré une fois ; ce fut devant le juge de paix de Saint-Germain-en-Laye. Hâtons-nous de dire que le pharmacien jurait ses grands dieux que l'ordonnance avait été rendue et qu'on a jamais su où était la vérité.

Quoiqu'il en soit, le juge de paix déclara, dans son jugement, qu'aucun texte de loi ne fait au pharmacien un devoir formel de rendre les ordonnances, mais qu'il n'en tombe pas moins sous le sens qu'elles sont la propriété du client qui peut toujours en exiger la remise. D'ailleurs, en admettant comme prouvée la non-restitution de l'ordonnance, le demandeur aurait d'abord à prouver le fait, ensuite, pour justifier son action, à établir un dommage éprouvé, ce qui, jusqu'alors, en l'occurence, ne résultait ni des débats ni des faits de la cause Il fut, en conséquence, débouté et condamné aux dépens.

Un médecin, celui qui avait prescrit, était intervenu comme plaignant, mais il fut vite débouté comme n'excipant d'aucun préjudice causé et n'ayant pris aucune conclusion à son profit.

Ne pourrait-on autoriser le pharmacien à garder l'original et à donner au malade une copie de cette ordonnance ?

Si le pharmacien était en droit de garder l'ordonnance en la remplaçant par une copie, il pourrait lui arriver d'égarer l'original. Or, on ne manquerait pas, en cas de procès, de lui opposer cette perte comme une présomption de faute. Qu'elle serait aussi la valeur dela copie ? Médiocre, contestable ! Une erreur de transcriptions a pu s'y glisser, etc.

Au contraire, laissant l'original au client, ce sera, en cas de contestation. à ce dernier de produire l'ordonnance, et la transcription présentée par le pharmacien fera foi quand le client ne pourra produire l'original. Donc surcroît d'embarras, d'ennui et de danger. Responsabilité bien plus couverte par le commode livre copie d'ordonnances.

Autre question. Si un malade, après avoir changé de pays, de ville, même de quartier, voulait faire renouveler une ordonnance déja exécutée par un premier pharmacien, et représentée par une copie, le second, à qui on présenterait cette copie, même certifiée par son confrère, pourrait-il toujours l'exécuter sur le vu de cette seule attestation ? Il hésiterait souvent et refuserait bon nombre de fois. Puis ce n'est plus une prescription de médecin qu'il exécuterait, mais une simple copie d'ordonnance, ce qu'on pourrait incriminer en cas d'accident.

Second cas :

M. L.., pharmacien à Bourges, ayant reçu une ordonnance signée d'un médecin de cette ville mais conçue de manière à ne pouvoir être exécutée et comprise que par un pharmacien indiqué, refusa de restituer la prescription au malade qui la lui apportait.

Appelé pour ce fait devant le juge de paix, par le malade qui réclamait 1000 francs à titre d'indemnité pour le tort qui lui avait été causé, M. L... a été condamné à 20 francs de dommages-intérêts (juin 1889).

Voici de M. Buttin sur cette question un aperçu très intéressant, mais que cependant nous n'admettons pas.

« En droit, il est bien évident que l'ordonnance originale est la propriété du client aussi longtemps qu'elle n'a pas été exécutée dans une pharmacie. Mais en fait, il en devient autrement dès son élaboration. L'ordonnance de pharmacie est assimilable à une « minute » de notaire et devrait rester dans les archives de l'officine. Elle devrait être encore considérée comme un ordre conventionnel entre le médecin et le pharmacien. Quant aux copies, elles pourraient être fournies par le pharmacien ou par le médecin ».

Le Grand Conseil de Genève impose aux pharmaciens l'obligation de rendre aux clients l'original des prescriptions médicales. M. Chaudé reconnaît au client le droit de conserver son ordonnance. MM. Gallard et Mayet sont du même avis. M. Bogelot estime que le pharmacien n'a pas la propriété de l'ordonnance et doit la rendre si le client l'exige (*Union pharmac.*, 30 sept. 1892).

La Societé de médecine légale a déclaré, dans sa séance du 9 avril 1883, que l'ordonnance appartenait au malade et que le pharmacien n'avait d'autre droit, pour garantir sa responsabilité, que d'inscrire l'ordonnance avec un numéro d'ordre sur son livre officiel qui doit faire foi en justice.

On pouvait attendre de la loi en discussion la lumière sur cette question. Voici ce qu'il y est dit :

Art. 16. — L'ordonnance du médecin ou de toute autre personne ayant le droit de la signer, devra être rédigée de façon à pouvoir être exécutée dans toutes les pharmacies. Si le pharmacien croit devoir la conserver, il devra en délivrer une copie certifiée conforme. Toute ordonnance médicale exécutée dans une pharmacie ne sera rendue qu'après l'apposition du timbre de la pharmacie. En outre, il sera dressé dans le Codex une liste de médicaments dont chaque délivrance ne pourra être faite que sur une ordonnance nouvelle.

Cet article ne saurait modifier le texte qui le précède. La troisième phrase semble contredire la deuxième et celle-ci ne dit point quand le pharmacien se croira obligé de conserver l'ordonnance ; il resterait en outre à savoir si les formalités du *certifié conforme* seront de nature à vaincre tout scrupule et toute difficulté postérieure. Puis il laisse toujours en suspens la question : A qui appartient l'ordonnance ?

Notre opinion est qu'elle appartient à celui qui l'a payée. A chacun le sien, dirons-nous en résumé : au médecin, qui a rendu l'oracle, la paix d'une conscience sans remords ; au malade, une ordonnance parfois chèrement payée et pas toujours efficace ; enfin au pharmacien, son fameux livre de copies, bien paraphé, bien surveillé et bien contrôlé par la police.

# CHAPITRE VIII

## REMÈDES SECRETS

Ces deux mots, jadis très passionnants, ne soulèvent plus aujourd'hui qu'un intérêt médiocre. Nous passerons rapidement.

La loi de germinal interdit formellement la vente et la mise en vente des remèdes secrets, et cette législation est toujours en vigueur, corrigée toutefois, en 1810 et 1850 par des lois qui instituent des Commissions, en dernier lieu l'Académie de médecine, chargées d'étudier et d'autoriser des remèdes secrets jugés utiles.

Les remèdes conformes au Codex, mais débités sous un nom de fantaisie, ne sont pas considérés comme secrets; cependant certains tribunaux ont conclu à la contravention quand l'appellation n'indique pas clairement la nature et la composition du produit.

Il en est de même pour les modifications apportées aux formules officinales. Sont-elles peu importantes? elles sont permises, ainsi pour les pilules de Vallet, le sirop du Bon Samaritain, le vin de Bugeaud, etc. Constituent-elles une grave altération? Il y aura délit et application de la peine. Exemple : Thé Chambard, Injections Sampso, Pilules Cronier. etc.

La formule inscrite sur l'étiquette du produit ne changerait pas la qualité délictueuse du remède secret, tel qu'il est légalement déterminé, si les éléments composants et les dosages ne sont pas conformes à la formule du Codex Au reste, les juges ont un pouvoir discrétionnaire pour apprécier le caractère de remède secret

Diverses compositions hygiéniques, alimentaires, des cosmétiques, coricides, etc., bien que susceptibles d'être employés en médecine, ne constituent pas des remèdes secrets, chacun peut les exploiter.

La législation et la jurisprudence étant formelles à l'égard du remède secret, il semble que la question est absolumentclaire. Qu'on se détrompe; le remède secret prohibé par la loi est toléré par les tribunaux, mais avec des variations qu'il est bon de signaler.

Ainsi les juges peuvent, et ne s'en gènent pas, déclarer nulle et non avenue toute convention, même entre pharmaciens, relative à un remède secret C'est, par exemple, le cas de M. X... qui, vendant son officine à M. Y... se réserve la propriété des Pilules Z... Si M. Y... ne respecte pas cette clause, M. X . . sera sans action contre son successeur parce que, disent les tribunaux, le contrat est contraire à la loi et à l'ordre public.

Voici un autre cas. Le docteur T .., après avoir lancé le Vin D.. , s'entendit avec le pharmacien V... pour l'exploitation du produit ; puis, des démêlés ayant surgi entre T... et V.... le premier demanda à être remis en possession du Vin D... ;

les tribunaux le déboutèrent de ses prétentions pour ce motif que V..., pharmacien, était meilleur possesseur.

Entre les mains des juges, le remède secret reste donc une arme toujours disponible dont ils sont libres d'user comme il leur conviendra.

La vogue dont jouissent en général certains remèdes, grâce à une publicité effrénée, permettant une spéculation fructueuse, de non pharmaciens exploitent cette branche commerciale et tournent la loi avec une singulière dextérité. Ils déposent l'étiquette et la marque de fabrique ; dès lors personne ne peut les déloger de leur situation ; la loi elle-même leur assure une jouissance paisible.

## CONCLUSION CONTENTIEUSE

Considérant que l'art. 32 de la loi du 21 germinal an XI interdit aux pharmaciens toute vente de remèdes secrets et que l'article 36 en défend même l'annonce et l'affiche sous peine de poursuites correctionnelles, toutes conventions intervenues au sujet de tels remèdes ne peuvent être que nulles et de nul effet comme reposant sur une cause illicite.

En conséquence, toute demande juridique se rapportant à ces conventions, sera déclarée non recevable.

On a même vu le Tribunal de commerce de la Seine déclarer non recevable une demande, formée par le prête-nom contre le propriétaire de la pharmacie, relative au paiement d'une somme de 2440 francs pour solde de compte d'appointements et restitution d'un billet. Non seulement le demandeur était débouté, mais il était, en outre, condamné aux dépens.

## DES SPÉCIALITÉS

M. Naquet, rapporteur, en 1883, du projet de loi sur l'exercice de la pharmacie, publiait, au mois de mai de cette année 1883, dans le *Voltaire*, un article très sensé dont nous extrayons ces lignes :

« La loi de germinal an XI, sur l'exercice de la médecine et de la pharmacie, se ressent de l'époque où elle a été faite, époque où toute liberté effrayait... » Les pharmaciens furent invités par le ministre à rédiger eux-mêmes un projet de réforme et, s'il faut en croire M. Naquet, les débats y furent chauds.

» Il faut bien le dire, la lutte avait été vive au sein de l'Association des pharmaciens ; les uns voulant tuer la *spécialité* au risque de nous faire perdre 40 millions d'exportation, et persistant à qualifier de *secrets*, s'ils ne sont pas inscrits au *Codex*, des remèdes dont on connaît parfaitement la nature, et les autres défendant la *spécialité*, c'est-à-dire la liberté commerciale qui incite aux perfectionnements et aux découvertes. Ces derniers furent vainqueurs ».

La Commission législative partagea leur opinion.

« Elle s'est placée à un point de vue élevé et libéral, continue M. Naquet, et sans aller jusqu'à supprimer toute surveillance et toute réglementation, ce que ne comporterait pas aujourd'hui la matière, elle a voulu du moins se rapprocher le plus possible de cette solution et il lui a paru que le diplôme de pharmacien, obtenu comme il s'obtient à l'heure actuelle, était une garantie suffisante pour qu'on pût sans danger, accorder, sous leur responsabilité, une liberté très grande aux personnes qui en sont pourvues ».

Enfin voici comment l'éminent rapporteur se résume :

« Liberté de vente de toute une série de plantes et de drogues inoffensives dont le Codex devra renfermer la liste.

» Liberté pour les pharmaciens, non point de donner des consultations et d'exercer la médecine à moins qu'ils ne soient pourvus du double diplôme, mais de vendre sous leur responsabilité et sous la responsabilité de l'acheteur, et quelle que soit leur nature, les substances dont il leur est fait demande expresse.

» Droit pour quiconque est pourvu du diplôme de pharmacien, de préparer, d'annoncer et de vendre en gros comme en détail tout médicament qui n'est pas secret, dans le sens grammatical du mot, dont la composition est connue.

» Affranchissement, en un mot, dans une mesure excessivement large du pharmacien, simplement soumis désormais à quelques obligations limitées et vraiment utiles ».

Voilà de belles paroles, mais on sait déjà quelle grande tolérance régit la matière. L'inconvénient est que cette tolérance est comme une épée de Damoclès suspendue sur la tête des pharmaciens et que, en droit surtout, il ne faut rien de problématique, d'incertain, sous peine d'exposer à l'arbitraire, à l'injustice. Ecoutez plutôt :

## COMMISSIONNAIRES EN SPÉCIALITÉS PHARMACEUTIQUES

La préparation et la vente des produits pharmaceutiques appartient exclusivement aux pharmaciens. Il importe peu que la vente soit faite en gros et seulement à des pharmaciens ou à des commissionnaires en pharmacie, la loi ne distinguant pas entre la vente en gros et la vente au détail, non plus qu'entre la vente faite par des individus non diplômés, à telle personne ou à telle autre : il faut que la pharmacie reste aux seuls pharmaciens diplômés.

Un pharmacien, M. J..., ayant fourni des médicaments à des commissionnaires en spécialités pharmaceutiques ou soi-disant tels, car sous cette dénomination ils cachaient une véritable exploitation de produits leur appartenant et de leur invention, et, ayant laissé traîner dans leur magasin des étiquettes à son nom, destinées à être collées sur des préparations faites chez ces commissionnaires, fut poursuivi comme complice d'exercice illégal de la pharmacie et condamné en vertu des articles 59 et 60 du Code pénal.

En résumé, le commissionnaire en produits pharmaceutiques qui ne se borne pas à exécuter des ordres antérieurement donnés, mais, au contraire, achète d'avance en quantité des produits pharmaceutiques pour les revendre ensuite à sa clientèle, n'est plus un simple commissionnaire, il fait alors office de droguiste et, par conséquent, ne peut vendre de produits pharmaceutiques s'il n'est pas pharmacien.

Il importerait peu que, pour la liberté des transactions commerciales, le commissionnaire, au premier sens du mot, avançât aux fabricants le prix de leurs produits en se réservant de se faire rembourser ultérieurement par ses clients ; le délit existe dès que le commissionnaire achète non pas sur commande, mais ferme et d'avance toute espèce de médicaments composés, les paye, en prend livraison et les centralise, les détient dans ses magasins et les vend plus ou moins rapidement, à ses risques et périls, à la clientèle qui s'adresse à lui.

Peuvent être punis comme complices les pharmaciens qui ont remis aux commissionnaires et sachant l'usage délictueux qu'ils devaient en faire, des produits préparés par eux.

Généralement, en ce cas, le Syndicat des pharmaciens, qui se porte partie civile, ne reçoit, à titre de dommages-intérêts, qu'une somme insignifiante, mais c'est souvent un tour de sa façon pour punir certains industriels non diplômés, qui veulent exploiter comme une mine productive, une spécialité pharmaceutique.

C'est dans ce sens qu'il faut interpréter les poursuites provoquées contre MM. Michelat et Lesueur, à Paris, qui étaient dépositaires du Vin urané de Pesqui (22 nov. 1898) et contre M. Ferroglio, à Lyon (4 décembre 1890).

Dans tous ces cas, les juges ont appliqué la théorie ci-dessus exposée.

A Marseille (12 février 1891), le Tribunal déclarait, dans un cas identique :

« Attendu qu'il n'y a pas lieu d'ordonner l'insertion et l'affichage du jugement, les débats n'ayant pas établi que le prévenu ait vendu d'autres compositions pharmaceutiques que celles dites spécialités, dont le commerce par un négociant dépourvu de diplôme est sans inconvénient pour la santé publique et ne peut nuire qu'au monopole des pharmaciens :

» Qu'une indemnité pécuniaire très minime doit constituer, pour le Syndicat des pharmaciens, une réparation suffisante ;

» Condamne à vingt-cinq francs de dommages-intérêts ».

## LES REMÈDES NON MÉDICAMENTEUX

Il y a des sucreries qui se disent médicaments et qui ne sont pas de vrais médicaments.

Le fait par un confiseur de vanter ses bonbons guérissant rhume, coqueluche, asthme, etc., ne saurait fonder que ces produits soient des médicaments. C'est l'avis de la jurisprudence.

Elle dit à ce sujet :

« Bien que des prospectus et des annonces insérés dans les journaux présentent des pastilles (article de confiserie) comme souveraines contre rhume, toux, coqueluche, asthme, affections de poitrine, surtout avec fièvre, supérieures aux pastilles de goudron et répondant aux mêmes indications, il peut résulter des documents de la cause que ces pastilles ne sauraient être considérées comme produit pharmaceutique ».

Relativement à des pastilles dites d'Eucalyptine, le Tribunal déclare :

« Ces pastilles ne contiennent uniquement que de la gomme, du sucre et un peu de suc de réglisse, le tout formant une pâte à laquelle est incorporée un peu de poudre d'Eucalyptus globulus. S'il est vrai que cette poudre constitue une substance médicamenteuse de nature à donner aux préparations qui la contiennent à des doses notables le caractère de préparation pharmaceutique, la quantité renfermée dans les pastilles en question est trop faible pour pouvoir exercer une action physiologique caractérisée. Il faut donc voir dans ce produit un simple bonbon pectoral ».

Il semblera à nos lecteurs que le juge ergote tant soit peu et n'apporte que des raisons bien spécieuses. Nous ne le défendons point. Mais sans entrer dans cette voie, posons les deux questions suivantes : le public n'est-il pas trompé sur la nature de la marchandise offerte quand, sur la foi du prospectus, il achète un remède qui n'en est pas un ? N'y a-t-il pas concurrence *délovale* vis-à-vis des pharmaciens dans ce fait d'un fabricant, de vendre des préparations qualifiées remè-



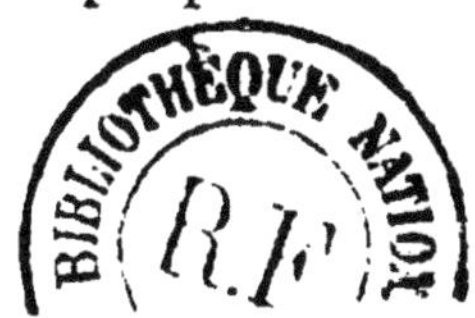

des près du public et désavouées, ensuite, comme telles devant le Tribunal ?

Ces questions sont de celles qu'on peut soumettre aux juges Voici un cas curieux :

## QUALITÉ MÉDICAMENTEUSE

Pour qu'un produit puisse être qualifié médicament, il n'est pas nécessaire qu'il s'applique à une maladie déterminée, mais il suffit qu'il ait une action thérapeutique sur l'organisme.

Un produit résultant du mélange de trois drogues actives (gentiane, colombo, quassia) constitue une préparation pharmaceutique.

Il importe peu que ce produit (la lupérine) soit plutôt destiné à guérir d'un vice (l'ivrognerie) que d'une maladie ; il importe aussi peu que, quelles que soient les affirmations des prospectus, ce produit ne soit composé que d'un mélange de trois drogues simples sans autres préparations.

Les Tribunaux ont toujours considéré que si la vente des drogues simples, en gros, est libre, leur vente au détail est interdite aux non pharmaciens. D'ailleurs, le mélange des drogues simples constitue un véritable médicament. (Cour d'appel de Paris, 8 nov. 1892).

Même application a été faite au « Marche droit », boisson à base d'acétate d'ammoniaque, qu'un cafetier vendait à ceux de ses clients... qui ne marchaient plus droit.

N'était-ce pas pourtant la Providence qui avait mis là le remède auprès du mal ?

## VIN DE QUINQUINA

Il est constant que tout mélange contenant du quinquina ne constitue pas une préparation pharmaceutique ; que l'emploi du quinquina, à petite dose, pour la composition de boissons hygiéniques, étant devenu fréquent, c'est avec raison que la jurisprudence tend à n'appliquer les dispositions répressives de la loi de germinal qu'aux compositions de quinquina qui présentent un caractère nettement pharmaceutique ; qu'il y a lieu, dans chaque espèce, de considérer la qualité et la quantité du quinquina employé, le titre et les effets curatifs annoncés, le prix et les circonstances spéciales de chaque affaire.

Sur une poursuite intentée contre un sieur Girault, relativement à ce vin, la Cour d'appel d'Orléans a acquitté le prévenu par le motif que la quantité de quinquina était faible.

Sans doute le fabriquant aurait tort de désigner son produit sous le nom de *Vin de quinquina,* car ce faisant, il s'exposerait à ce que les acheteurs fussent trompés sur la qualité de la chose vendue. Le nom semble, d'ailleurs, acquis au Codex.

Il importe aussi d'observer que le monopole des pharmaciens ne s'applique pas nécessairement aux compositions portées au Codex ; que la loi ne protège que les médicaments et que le Codex comprend plusieurs compositions non médicamenteuses.

Enfin, on ne saurait considérer comme un remède ces nombreuses préparations à base de quinquina devenues d'un usage journalier, surtout dans certaines classes, dans certaines régions et constituant des boissons ordinaires plus ou moins hygiéniques vendues et débitées dans les cafés et assujetties aux droits ordinaires par la régie des contributions indirectes. Passons aux documents :

« Considérant que l'expert commis signale une notable proportion de quinine dans le vin saisi, qu'il conclut que c'est bien du Vin de quinquina, en présente le caractère et la composition, qu'il ne doit pas, dès lors, être regardé comme un vin d'agrément, mais comme un vin médicamenteux au même titre que le Vin de quinquina du Codex ;

» Mais, considérant que ces conclusions ne constituent qu'un avis d'expert, qu'elles paraissent démenties par diverses circonstances, etc. ;

» Renvoie le prévenu des fins de la plainte ».

(Châteauroux, 18 mai 1892).

La Cour d'appel de Bourges (17 nov.) fut d'un avis diamétralement opposé :

« Considérant que le Tribunal de Châteauroux avait donné mission à l'expert de déterminer si le vin en question constituait une substance médicamenteuse, que le rapport de l'expert ne laisse aucun doute à cet égard ;

» Infirme... »

Aujourd'hui, la difficulté est tournée. Les liquoristes ne vendent plus du Vin de quinquina, mais du Quinquina ; et ils corsent leur habileté en diminuant la dose de quinquina. Le principe est sauf, la fo-o-orme dirait Bridoison.

Au reste, ce qui était médicamenteux la veille,

peut fort bien devenir hygiénique simplement le lendemain ; c'est le sort du quinquina dont la consommation s'étend de plus en plus, c'est également celui de la Coca.

La jurisprudence doit naturellement suivre le médicament. Tandis qu'autrefois, en 1876, par exemple, la Cour de Cassation considérait comme médicamenteuse toute préparation contenant du quinquina, quelle qu'en fut la quantité, elle admet, en 1886, que l'adjonction du quinquina à un véhicule quelconque ne constitue pas, pour autant, un médicament et elle réserve aux juridictions de faits, le soin d'apprécier si le produit incriminé contitue un médicament ou simplement une boisson hygiénique, si c'est du Vin de quinquina, ou un vin contenant du quinquina.

La tendance actuelle des Tribunaux paraît donc être que l'adjonction du quinquina à un produit quelconque, n'en fait une préparation pharmaceutique qu'autant qu'on le présente comme ayant des qualités thérapeutiques et non pas des propriétés purement hygiéniques.

Il faudra donc à l'avenir, prendre grand soin, quand on voudra poursuivre un de ces produits, de faire préciser devant les Tribunaux, que le vendeur, dans ses prospectus, réclames, étiquettes, etc., l'a présenté comme un médicament, car faute de cette précaution, on échouera presque certainement.

## PASTILLES DE VICHY

Relativement aux pastilles de Vichy, le Tribunal de Provins les déclare médicaments et en interdit le vente aux épiciers, mais la Cour de Paris infirme le jugement et s'exprime ainsi :

« La loi de germinal an XI, en règlementant le commerce des substances médicinales, a eu en vue non un intérêt économique mais uniquement un intérêt de santé et de sécurité publique.

Elle s'est préoccupée des médicaments, plantes vénéneuses et plantes médicales, mais elle a entendu laisser en dehors de ses prescriptions les substances ou les produits qui peuvent être considérés soit comme objet d'alimentation ou d'agrément, soit même comme ayant un simple caractère hygiénique. Pour ces dernières, en effet, l'intérêt de la santé et de la sécurité publique n'est pas en cause. La jurisprudence a même écarté le caractère pharmaceutique des produits hygiéniques employés accidentellement comme médicaments, tel que l'eau de mélisse. (Cas. 8 mai 1868).

Quant aux pastilles de Vichy, on doit considérer qu'elles constituent non un médicament, mais un produit inoffensif auquel on pourrait tout au plus reconnaître un simple caractère hygiénique au même titre que l'eau de Vichy, la fleur d'oranger, etc.

On ne saurait d'ailleurs tirer objection de ce que ces pastilles seraient fabriquées avec de l'eau de Vichy, produit médicinal, car, en fait, cette accusation est inexacte, les pastilles de Vichy n'étant pas faites avec l'eau de Vichy et ne jouissant pas des propriétés de cette eau.

D'un autre côté, l'inscription au Codex n'a aucune portée dans la cause. La nomenclature qui y est insérée n'est pas uniquement celle des médicaments, puisqu'il contient en même temps la liste d'un grand nombre de substances alimentaires et même inoffensives, telles que l'alcool, le café, le cacao, la poudre de riz, l'eau de Cologne, etc.

Il n'y a donc à tirer du Codex aucune indication précise quant à la nature du produit qui y est inscrit.

En résumé, les pastilles de Vichy ne peuvent, à aucun titre, être considérées comme un médicament ou comme une préparation ou composition pharmaceutique ». (Cour d'appel de Paris, 25 mai 1886).

En terminant cet exposé, nous devons à la vérité et à la justice de dire que le même jour, ou à peu près, la Cour d'appel de Poitiers décidait le contraire et il serait bien difficile au juriste de se prononcer avec raisons à l'appui, en faveur d'un arrêt contre l'autre.

Ce qu'un juriste ne pourrait, la Cour de cassation le fit en cassant l'arrêt précité et en renvoyant les parties devant la Cour d'Orléans qui, adoptant ses principes, rendit l'arrêt suivant :

« Il ne suffit pas qu'une préparation figure au Codex pour qu'on soit autorisé à décider qu'elle a le caractère de médicament ; les magistrats doivent vérifier si elle a ce caractère par elle-même et par l'usage auquel elle est affectée indépendemment de son inscription au Codex.

« Or, le bicarbonate de soude, élément essentiel des pastilles de Vichy, est un médicament en tant qu'il est prescrit pour un usage curatif interne ; il constitue, alors, une préparation ou composition entrant au corps humain en forme de médicament.

« Attendu qu'un épicier ne saurait, sans contrevenir aux dispositions légales, vendre pour un usage curatif interne, 25 grammes de bicarbonate de soude ou une quantité analogue de cette substance ; il ne pourrait, à plus forte raison, vendre cette quantité de bicarbonate de soude à l'état de préparation dans un but médicamenteux.

« C'est cependant à ces doses médicinales et comme médicament que l'intimé a vendu des pastilles de Vichy.

« Il importe peu que les pastilles de Vichy puissent être considérées comme un médicament inoffensif, dès l'instant, en effet, qu'elles sont préparées avec une substance ayant par elle-même le caractère d'un médicament et vendu pour un emploi curatif, elles tombent sous le coup de la loi de germinal.

« D'un autre côté, il n'appartient pas aux Tribunaux de rechercher si ces substances constituent par elles-mêmes et par leurs usages curatifs, des médicaments ; ont, selon les doses auxquelles elles peuvent être employées, des propriétés médicinales ou simplement hygiéniques ; ces distinctions ne sont pas autorisées par la loi et conduiraient à des résultats arbitraires et souvent contradictoires ».

Dans une série d'articles très documentés, Me Bogelot reconnait aux pastilles fabriquées par la Compagnie de Vichy, le caractère de médicament et nous serions de son avis, en ce sens que leurs auteurs attribuent à ces pastilles un cachet spécialement et exceptionnellement curatif, si nous n'étions avant tout, dans ces questions accessoires de la vraie pharmacie, partisan d'une très large tolérance. Ce qui nous semble certain, c'est qu'on ne prend pas les pastilles de Vichy comme médicament quelles que soient leurs qualités.

Après ces longues discussions, la Cour de Cassation, sur un rapport très étudié de M. Accarias, rendit un arrêt de principe qui établit que les pastilles de Vichy ne relèvent pas de la législation pharmaceutique, mais des lois et règlements concernant les eaux minérales. La compagnie fermière, par le fait de ses statuts, était pleinement autorisée à tirer de l'eau de Vichy tout ce que celle-ci pouvait contenir ; le sel extrait de ces eaux, c'était l'eau elle-même, pour les pastilles fabriquées avec les sels même corollaires. Cela est parfaitement juste, au moins à cette condition, sur laquelle nous n'insisterons pas plus que le distingué rapporteur, que les pastilles de Vichy ne soient pas fabriquées avec du bi-carbonate de soude, mais avec le sel extrait des eaux de Vichy.

Ceci donnait satisfaction à la puissante compagnie ; pour ne pas trop froisser le corps pharmaceutique, on leur jeta cet os à ronger : les pastilles de Vichy sont un médicament, elles sont nettement recommandées comme tel, les épiciers ne pourront donc pas en vendre, ni aucuns autres professionnels que les pharmaciens. Et si les pharmaciens s'entendaient pour ne pas en vendre? Nous eussions préféré voir enlever aux pastilles le caractère médicamenteux, ou qu'on les laissât vendre par tous ceux qui tiennent les eaux minérales dont elles découlent.

Voici une casuistique curieuse.

Un herboriste de Nîmes, M. G .., vendait un sirop de sa composition appelé sirop hygiénique de G... qui lui valut d'être cité en correctionnelle pour exercice illégal de la pharmacie.

Pour sa défense, M. G... prétendait, en la forme, que si l'on attribuait le caractère de médicament à son sirop, dont la formule n'était pas au Codex, il devrait être considéré comme un remède secret que les pharmaciens n'auraient pas eux-même le droit de vendre. Conséquemment, le syndicat des pharmaciens, partie civile, était sans droit pour intervenir, à défaut d'intérêt. Au fond, il soutenait que, en réalité, son sirop n'était qu'un produit hygiénique rentrant dans les facultés du commerce libre.

Le Tribunal et la Cour de Nîmes ont écarté ces objections comme étant sans fondement. Secret ou non, le remède débité par l'herboriste était une concurrence à l'industrie réglementée des pharmaciens. D'autre part, le sirop en question a été reconnu contenir de la rhubarbe et du sené, donc avoir les caractères d'un médicament. En conséquence, M. G... a été condamné à l'amende et à des dommages-intérêts.

Pour terminer :

D'un arrêt de la Cour d'appel de Paris, en date du 3 mai 1888, il résulte que des conventions ayant pour objet l'exploitation d'un remède secret et qui, dans l'intention des parties devait rester tel, sont nulles comme contraires à la loi et que toutes les parties sont non recevables à en poursuivre l'exécution. (Il s'agissait, en l'espèce, de l'Elatine).

## MÉDICAMENTS ANTISEPTIQUES

« Attendu que le prévenu a vendu, n'étant pas pharmacien, des ouates et gazes au salol, à l'acide sulfurique, au phénol camphré, à l'acide phénique, etc., lesquelles ouates et gazes constituent des préparations médicamenteuses ;

« Attendu que la prohibition édictée par l'article 36 de la loi de germinal est applicable quels que soient la préparation et le mode d'emploi desdites compositions ;

« Condamne... »

(*Tribunal correctionnel de Troyes*, décembre 1893.)

## PRODUITS MIXTES

Il s'agit du Chlorol Marye. Les propriétaires, actionnés en justice, prétendaient que c'était seulement un désinfectant et nullement un médicament. Dès lors, la vente devait en être libre. Trois experts, chargés d'examiner le bien ou mal fondé de cette prétention, déclarèrent que le produit était mixte : tantôt désinfectant, tantôt médicament, suivant les besoins. Le fait ressort d'ailleurs des étiquettes et des prospectus.

« Attendu, dit le Tribunal, qu'il est indiqué sur les prospectus et étiquettes que le Chlorol Marye peut être utilement employé pour la guérison des piqûres, etc., et pour l'antiseptie en accouchements; qu'il est donc manifeste que le Chlorol Marye est présenté au public comme curatif, dans certains cas ;

« Qu'il n'est pas absolument exact que sa composition le rende impropre à l'usage interne ;

« Que c'est à tort que les défendeurs soutiennent qu'il désinfecte seulement les plaies sans exercer sur elles d'action curative ; que cette théorie est contraire aux principes de la thérapeutique moderne ; que certaines affections ne comportent comme un traitement que l'emploi des désinfectants, emploi couramment appelé traitement antiseptique ;

« Attendu, en ce qui concerne les accouchements, que si le sublimé, qui est la base du Chlorol Marye, est utilisé pour les soins de propreté, il est aussi particulièrement employé en injections ;

« Attendu que le sublimé, dans son usage courant, a indubitablement le caractère d'un médicament ; qu'il en est de même évidemment des autres produits dont la base principale est aussi le sublimé.

« Qu'il est donc acquis que le Chlorol Marye est, dans certains cas, un médicament ; qu'en le vendant, les défendeurs qui ne sont pas pharmaciens, ont contrevenu à la loi de germinal ;

« Que toutefois c'est à tort que le ministère public relève contre eux la contravention spécifiée en l'article 25 de ladite loi ; que la contravention dont ils se sont rendus coupables est celle visée par l'article 36, réprimée par la loi de pluviôse an XIII ;

« Condamne... »

Me Bogelot, avocat de la partie civile, persiste à croire que l'article applicable en l'espèce est l'article 25. Nous sommes absolument de son avis, et nous concluons que tout produit ayant le caractère d'un remède ne peut être vendu que par les pharmaciens.

## MÉDICAMENTS POUR USAGES EXTERNES

On sait que la déclaration de 1777 (art. 6) réserve aux seuls pharmaciens le droit « de fabriquer, vendre et débiter les sels, compositions et préparations entrantes au corps humain en forme de médicament et toute mixtion de drogues simples devant être administrée en forme de médecine ».

Cette définition du médicament n'est pas d'une exactitude très rigoureuse. Elle peut prêter à critique. Il faut bien reconnaître que la santé publique, cause des restrictions apportées à la profession de pharmacien, peut être mise en danger par certaines préparations destinées à l'usage externe. La distinction entre des médicaments et des préparations hygiéniques est sans doute difficile, mais il eut été préférable de les distinguer plutôt par leur destination que par leur localisation. Externes ou internes, on eut appelé médicaments, et leur vente eut été rigoureusement réservée aux pharmaciens, toutes les préparations destinées à *guérir une maladie*.

Néanmoins, la jurisprudence s'est prononcée d'après les termes de la déclaration de 1777 et a déclaré, par exemple, qu'un collyre pouvait être vendu par un oculiste, car le collyre n'est pas pris à l'intérieur.

La pommade Joubert n'a pas eu le même bonheur d'interprétation.

« En fait, dit le Tribunal correctionnel de la Seine, si la pommade Joubert n'est pas destinée à être introduite dans les organes digestifs et que s'il est prescrit de la placer sur les paupières, elle n'en a pas moins pour effet de pénétrer, par voie d'absorption, dans l'organisme et d'agir sur les tissus intérieurs en rétablissant la circulation et en rendant au sang et aux humeurs leur cours normal ;

» Que l'expression « entrant au corps humain » doit s'entendre de tout ingrédient devant pénétrer plus profondément que l'épiderme et exercer sur un organe malade une action due à une influence sur le sang ;

» Qu'à ce point de vue, la pommade Joubert constitue un médicament et un remède dans le le sens des lois spéciales, etc... » — Application des art. 35 et 36.

## CONSORTIUM

Pour empêcher le rabais sur les spécialités, certains pharmaciens eurent l'idée de proposer aux spécialistes une entente d'après laquelle les produits seraient fournis aux détaillants au prix marqué ; toutefois, à ceux qui prendraient l'engagement de revendre à ce prix, la remise habituelle serait faite au moyen de tickets.

Mais, répliquèrent les spécialistes qui prévoyaient une révolte du public habitué à payer des prix réduits et que cette hausse inexplicable pour lui allait froisser, nous allons tomber sous le coup de cet article 419 du Code pénal : « Tous ceux qui, par coalition entre les principaux détenteurs d'une même marchandise tendant à ne pas la vendre, ou ne la vendre qu'à certain prix, auront opéré la hausse du prix des marchandises au-dessus des prix qu'aurait déterminés la concurrence naturelle et libre du commerce, seront punis d'un emprisonnement d'un mois au moins et d'un an au plus et d'une amende de 500 à 10.000 fr. »

Consultations prises, on reconnut le bien fondé de cette argumentation et le projet, remarquable à bien des points, en resta là.

# CHAPITRE IX

## RESPONSABILITÉS PROFESSIONNELLES. — ORDONNANCE FAUSSEMENT SIGNÉE

Quelle responsabilité encourt le pharmacien pour avoir délivré des substances vénéneuses sur prescription ne présentant aucun vice de forme, libellée conformément aux habitudes médicales, mais dont la signature, imitée, ne se trouve pas être celle d'une personne ayant qualité pour prescrire ?

Question bien délicate. Quel que soit le flair professionnel du pharmacien, il lui sera, dans la majorité des cas, impossible de découvrir la fraude ; il n'a à sa disposition, la loi ne lui en fournit pas, aucun moyen de s'assurer d'une façon certaine et positive que l'ordonnance émane bien d'un médecin.

Donc contrôle presque impossible et cependant responsabilité certaine. Voilà un des périls inévitables de la profession.

Mais enfin, en l'espèce, que faire ?

« Il devra, dit la Société de médecine légale, employer tous les moyens de contrôle que son expérience professionnelle lui inspirera, prendre toutes les précautions que la prudence et que la méfiance lui suggéreront. S'il ne le fait pas, il s'exposera aux responsabilités civiles et pénales qui le menacent toujours ; mais, lorsqu'il aura fait tout cela, s'il a la conviction que l'ordonnance est réelle, il devra l'exécuter, et, dans ce cas, votre Commission croit pouvoir dire que le pharmacien n'encourra aucune responsabilité.

« Les règles posées par l'article 1382 du Code civil et par les articles 319 et 320 du Code pénal sont, en effet, applicables au pharmacien comme à tout autre. En matière civile, il est responsable de sa faute et rien que de sa faute. En matière pénale, s'il a, par imprudence, négligence, inattention, inobservation des règlements, commis un homicide volontaire ou été involontairement la cause d'un accident ou d'une maladie, il sera passible desdits articles 319 et 320. Enfin, s'il a délivré des substances toxiques sur le vu d'une ordonnance fausse et trop légèrement acceptée, il pourra se voir appliquer les peines de la loi du 19 juillet 1845, ou celles de l'arrêt du Parlement du 25 juillet 1848, selon la nature des substances prescrites. Mais s'il n'a manqué ni de prudence, ni de précaution, en un mot, s'il n'a pas commis de faute où pourra être la base de sa responsabilité civile ou pénale ?

« S'il pense, après toutes précautions prises, que l'ordonnance est fausse, non seulement il devra se refuser à l'exécuter, mais ne devra-t-il pas faire plus encore ? Devra-t-il restituer l'ordonnance suspecte ? Nous ne le pensons pas Nous estimons que non seulement il devrait la conserver et mettre la personne qui la présente en demeure de se la faire restituer par le commissaire de police, mais que dans bien des cas encore et surtout si, d'après la nature de la substance demandée, il peut soupçonner une intention criminelle, il ne doit pas hésiter à en effectuer le dépôt aux mains du commissaire de police ».

## FAUTES PROFESSIONNELLES

Cet article pourra éveiller dans l'esprit de quelques pharmaciens une appréhension bien légitime ; qu'ils se rassurent. L'application des articles 319 et 320, dans leur cas, est heureusement très rare, qu'ils sachent en outre que les médecins sont soumis aux mêmes règles. Si l'irresponsabilité professionnelle était absolue, ce serait une absurde exagération, disent Briand et Chaudé. C'est aux juges d'apprécier, c'est au pharmacien incriminé de prouver que son erreur n'est due à aucune faute : maladresse, inattention, négligence, imprudence et inobservation des règlements.

« Si, dit Monseignat, l'homicide a été commis ou si les blessures ont été faites involontairement, par l'effet de circonstances malheureuses ou fortuites, par une de ces causes impossibles à prévoir, qui ne tiennent à aucune faute de leur auteur, cet homicide casuel est un accident et non un attentat ; il est aussi étranger à la volonté qu'à la possibilité de la prévoyance, il ne présente ni crime, ni délit ». Il n'y a plus de recevable que l'action civile et d'applicable que l'article 1382 du Code civil.

Voici quelques cas où le Code pénal peut être invoqué. C'est quand le pharmacien, préparant lui-même un médicament, se trompe et met un poison au lieu d'une substance inoffensive : de l'ellébore pour de la rhubarbe (Nîmes 6 juillet 1876), du kermès pour du sous-carbonate de fer (Paris 4 février 1853). Quand il n'appose pas sur la bouteille l'étiquette rouge prescrite par la circulaire du 25 juin 1855, indiquant qu'il s'agit d'un médicament pour usage externe, et que le malade absorbe, par confusion, le produit de la fiole.

Que décider, lorsque l'erreur a été commise, non par le pharmacien lui-même, mais par un de ses élèves ? Il n'est pas douteux aujourd'hui que sa responsabilité pénale ne soit directement engagée ; de tout temps, d'ailleurs, il a été déclaré responsable civilement, et, en outre, considéré comme co-auteur s'il a commis lui-même une négligence ou une contravention aux règlements, connexe au délit : 1° en ne tenant pas les substances vénéneuses dans un endroit sûr et fermé à clef ; 2° en confiant la préparation des médicaments à un employé qu'il savait très peu intelligent et capable de commettre une erreur (Agen, 4 mars 1891).

En résumé, le pharmacien est responsable de sa *faute lourde ;* il ne le serait pas de ces petites fautes qui peuvent arriver à tout le monde et surtout à un professionnel plus exposé que personne.

## MÉDICAMENT NON CONFORME A L'ORDONNANCE

Le 15 juillet 1893, dans une ordonnance du Dr L..., M. L. H.., élève de M X..., pharmacien, remplaçait le musc ordonné par de la teinture de musc. Immédiatement plainte est déposée et le Tribunal de la Seine (15 décembre 1893) rendait l'arrêt suivant :

« Attendu que L. H..., au mépris des règles les plus élémentaires de sa profession, a remplacé le musc par une teinture n'ayant plus, à beaucoup près, les mêmes propriétés ; qu'il a ainsi arbitrairement dénaturé l'élément principal du médicament ordonné, de manière à pouvoir le livrer à un prix beaucoup inférieur à celui qu'auraient pu demander d'autres pharmaciens ;

» En ce qui touche le pharmacien X... ;

» Attendu que si aucun règlement professionnel en imposant au titulaire de la pharmacie l'obligation de préparer personnellement tous les médicaments demandés, il avait au moins le devoir strict de contrôler, au moyen du livre de copie d'ordonnances, l'exacte exécution de la prescription, et, spécialement, de reconnaître, à l'insuffisance du prix réclamé, la faute commise par son élève ; que ce défaut de surveillance a été d'autant plus coupable que le fait s'est renouvelé ;

» Attendu que, aux termes de l'article 32 de la loi de germinal, les pharmaciens ne peuvent livrer ou débiter des préparations médicales quelconques que d'après les prescriptions qui en sont faites par les docteurs en médecine ;

» Qu'il est absolument interdit, en conséquence, aux pharmaciens, de substituer une drogue à une autre, ou même de modifier arbitrairement soit la nature, soit les proportions des éléments devant composer le médicament ;

» Qu'ainsi la prévention est établie à l'égard de X..., pharmacien, et de L. H..., son élève.

» Les condamne chacun .... »

Appel étant interjeté, la Cour confirma le jugement en ce qui touchait le pharmacien et acquitta purement et simplement l'élève.

La Cour :

« Considérant que le débit d'un médicament, dans lequel une drogue a été substituée à celle prescrite par l'ordonnance médicale, ou dans lequel ont été introduits des éléments analogues, mais non identiques à ceux prescrits, tombe sous le coup de l'article 32 sus-visé aussi bien que le débit sans ordonnance d'un médicament ;

» Considérant que X..., pharmacien diplômé, était titulaire de l'officine, et qu'à ce titre il a livré et débité les préparations médicinales dont s'agit ;

» Qu'il est donc, aux termes de l'article 32 de la loi de germinal, l'auteur même pénalement responsable de l'infraction commise et ne peut exciper de ce qu'il n'aurait pas procédé lui-même à la confection du médicament ;

» Considérant que l'article 32 sus-visé ne peut, d'après ses termes mêmes, comme dans son esprit, être appliqué qu'au pharmacien titulaire de l'officine, et ayant seul, à ce titre, livré et débité les préparations médicinales, et non à des tiers, ces tiers fussent-ils, à un titre quelconque et sous une dénomination quelconque, employés dans l'officine pour aider les pharmaciens dans la préparation des médicaments et leur remise au public.

» Confirme,

» Infirme. . »

Ainsi, d'après cette jurisprudence qui fait date, la responsabilité du pharmacien sera personnelle et non pas seulement civile, c'est-à-dire pécuniaire, comme il avait été reconnu précédemment même par la Cour de cassation. L'affaire en question n'ayant pas été déférée à la Cour suprême, nous ne pouvons donner son avis.

Avec la théorie de l'arrêt, il faudrait dire que l'élève n'a aucune responsabilité, ni personnelle, ni pécuniaire ; que le patron seul est responsable sur son corps, comme sur ses biens ; qu'il doit être réputé seul avoir débité les médicaments et doit supporter seul les conséquences de la vente.

Notons en passant une remarque de l'éminent Me Bogelot sur ce fait que le Tribunal base la responsabilité du pharmacien sur le non-contrôle du livre d'ordonnances. On pourrait objecter qu'aucun texte n'oblige le pharmacien à transcrire les ordonnances (sauf ce qui se rapporte à la loi de 1845 non applicable en l'occurrence) et, par conséquent, de contrôler ce livre-copie. C'est plutôt subtil ; la pratique adoptée peut, ici, largement suppléer au mutisme de la loi.

Voici un autre fait analogue à ce point au premier, qu'ici il s'agit encore d'une potion au musc, où plus de la moitié de la substance ordonnée a été omise. C'est l'élève qui l'a préparée et facturée et c'est le patron qui est traduit en correctionnelle « pour avoir délivré une préparation magistrale non conforme à l'ordonnance du médecin » (Paris, 21 décembre 1894 et 4 janvier 1895).

M. M..., le pharmacien, fit plaider que la prévention procédait mal. Il ne pouvait, soutenait-il, être pénalement responsable que de son fait personnel et n'ayant ni directement ni indirectement participé à la préparation et à la vente du médicament incriminé, il ne devait encourir aucune condamnation.

Voici la réplique de la 9e chambre :

« Attendu, en droit, que ce que l'article 32 de la loi de germinal défend, c'est la livraison de médicaments non conformes à l'ordonnance du médecin et que le pharmacien, au sens de ce même article, est censé livrer et débiter lui-même tout ce qui sort de son officine ;

» La personnalité du préparateur importe peu et il est inexact que la loi ait créé au profit des élèves en pharmacie un droit parallèle et indépendant de celui des pharmaciens pour la préparation et la vente des médicaments. Elle s'est purement bornée, dans l'intérêt de leurs études, à leur imposer un stage officinal mais sans conférer à ce stage aucun des droits exclusivement attribués à leurs patrons.

» La responsabilité du pharmacien, au point de vue des contraventions commises, est seule reconnue par la loi de germinal ; et cela est si vrai que nulle part, dans aucun des articles qui visent et précisent les conditions de préparation et de livraison des médicaments, il n'est parlé des élèves en pharmacie, de sorte que si ceux-ci devaient être pénalement responsables des contraventions à cette loi, ils échappaient, en réalité, à toute contravention, puisque aucun texte de loi ne leur serait applicable.

» En résumé, le principe qui se dégage de l'article 32 est que le pharmacien possède, seul, le droit de vendre et débiter des médicaments sous la condition qu'ils soient conformes à l'ordonnance, et que lui seul est pénalement responsable des condamnations encourues de ce chef.

» En conséquence, M. M... est condamné à cinq cents francs d'amende et aux dépens ».

Rapprochons de ce procès, le suivant :

Pendant une absence momentanée de son patron, un élève en pharmacie délivra un médicament usuel. composé, en l'espèce, de mercure et d'acide nitrique. L'application du mélange sur les paupières du client détermina de l'irritation et nécessita un traitement de plusieurs semaines.

Le juge d'instruction, pour ce fait, traduisit en correctionnelle l'élève et le patron, non pas seulement celui-ci, comme civilement, mais comme personnellement responsable.

Le Tribunal (18 octobre 1893) n'admit pas cette prétention et consacra le système contraire, c'est-à-dire la seule responsabilité civile du pharmacien.

Faut-il voir dans cette contrariété de jugements un désaccord juridique ? Non ; seulement la distinction faite par les juges est un peu subtile. Ils ont vu, dans les deux premiers cas, le débit régulier, officinal des médicaments, dans le troisième une vente quelconque, accidentelle, imprévue, qui n'engageait que le fait occasionnel du vendeur et ne donnait aux victimes contre le pharmacien, d'autres recours que celui de l'article 1384.

Donc, dans tout ce qui est débit officinal, au poids médical et dans un but de santé : responsabilité pécuniaire et pénale du patron ; autrement responsabilité partagée.

Voici, à l'appui de cette thèse, un dernier fait qui prouve quelle épée de Damoclès pend sur la tête du pharmacien.

Un jeune domestique ayant frauduleusement pris dans l'armoire aux poisons, au lieu de quinine dont il voulait faire usage, de la strychnine qui l'empoisonna, des poursuites s'ensuivirent où les parents du malheureux se portèrent partie civile, réclamant une indemnité au pharmacien sous prétexte que celui-ci aurait dû avoir sur lui la clé de l'armoire aux poisons et ne pas mêler la quinine aux produits vénéneux.

Le Tribunal (6 juin 1893) repousse cette prétention :

« Attendu que le pharmacien a observé, autant que faire se peut, lesdits règlements ; qu'il y a lieu de retenir que la victime, domestique du défendeur, a reconnu au moment de sa mort le vol de substances toxiques commis par lui au préjudice de son patron et dont l'ingestion a causé sa mort ;

» Attendu qu'un vol ne peut faire naître un droit au profit du coupable non plus qu'au profit des siens :

» Renvoie... »

Sans l'indélicatesse de la victime, la condamnation s'imposait contre le pharmacien.

Le Dr F... et le pharmacien B.., sont poursuivis devant le Tribunal correctionnel de Châteaudun, pour homicide par imprudence. Voici ce qui s'était passé : Le Dr F... soignait un individu atteint d'une maladie de poitrine au moyen du sulfate neutre d'atropine. Par suite d'une erreur inexplicable, il prescrivait, à la date du 16 mars 1888, une potion composée d'un gramme de ce sulfate et de 110 grammes de véhicule. Le pharmacien prépara et délivra la potion telle quelle.

Le malade ayant absorbé trois grammes de cette préparation, mourait quelques jours plus tard empoisonné.

Le Dr F... a été condamné à 600 fr. d'amende et le pharmacien B... à quinze jours de prison et 400 fr. d'amende. Du médecin il y avait erreur, mais chez le pharmacien une faute lourde.

## INOBSERVATION DES RÈGLEMENTS

Une sage-femme, au cours d'un accouchement, ordonna dix grammes de laudanum qui furent délivrés par un pharmacien. Quelques jours plus tard, la grand'mère du nouveau-né ayant administré à celui-ci, par mégarde, le laudanum au lieu et place de sirop de chicorée, le bébé mourut. La justice se saisit de l'affaire. Le pharmacien et la sage-femme furent traduits en correctionnelle (Beauvais, 3 mai 1883) et condamnés :

« Attendu que les dispositions de l'article 319 du Code pénal sont générales, le pharmacien et la sage-femme doivent, en conséquence, être déclarés coupables d'avoir, par inobservation des règlements, involontairement été la cause de la mort de l'enfant ».

En effet, le laudanum, préparation médicinale et substance vénéneuse, ne peut être livré par les pharmaciens que d'après la prescription des médecins, officiers de santé ou vétérinaires brevetés (décret du 8 juillet 1850) et non par les sages-femmes.

## AVORTEMENT

Je ne suppose pas qu'il existe quelque part un pharmacien qui se laisse tenter d'aider à la provocation d'un avortement, aussi aurais-je pu passer ce paragraphe ; mais le désir d'être complet m'a fait, tout de même, indiquer les dispositions de la loi à cet égard telles que les comporte l'article 317 du Code pénal.

« Quiconque par aliments, breuvages, médicaments, violences ou par tout autre moyen, aura provoqué l'avortement d'une femme enceinte, soit qu'il y ait consenti ou non, sera puni de la réclusion. La même peine sera prononcée contre la femme qui aura consenti à faire usage des moyens à elle indiqués ou administrés à cet effet, si l'avortement s'en est suivi.

» Les pharmaciens, médecins ou autres officiers de santé qui auront indiqué ou administré ces moyens seront condamnés à la peine des travaux à temps dans le cas où l'avortement aurait eu lieu ».

Si l'avortement n'a pas eu lieu, il n'y a que tentative et c'est la peine de réclusion qui est seule applicable, sans aggravation professionnelle pour pharmaciens et médecins.

## FALSIFICATION ET TROMPERIE SUR LA MATIÈRE DE LA CHOSE VENDUE

Celui qui vend des comestibles gâtés, corrompus ou nuisibles, en contravention aux règlements de police, peut être poursuivi pour homicide ou blessures involontaires si ces comestibles ont amené la mort de ceux qui les ont mangés, ou causé des maladies. Il est vrai que les lois du 27 mars 1851 et du 5 mai 1855 répriment spécialement la falsification des substances alimentaires et des boissons. Mais les dispositions de ces lois ne mettent pas obstacle à l'application des articles 319 et 320 du Code pénal. « Les délits de falsifications des substances alimentaires et médicamenteuses, de tromperie sur la nature de ces marchandises, de vente, de mise en vente, de détention de ces substances falsifiées ou corrompues, qu'elles soient nuisibles ou non, sont aujourd'hui de la compétence des Tribunaux correctionnels ; ils sont réprimés uniquement par la loi de 1851 et par l'article 423 du Code pénal... Mais à côté des délits réprimés par les lois qui nous occupent, il peut très bien se placer un autre délit distinct, par exemple le délit d'homicide ou de blessures par imprudence » (Briand et Chaudé).

M. B..., pharmacien, convaincu par les premiers juges de tromperie sur la nature de la chose vendue et de falsification par insuffisance de la dose, en appelle devant la Cour de Bordeaux qui rend l'arrêt suivant (28 juin 1893) confirmant le jugement :

« Attendu que les premiers juges ont, à bon droit, considéré que la responsabilité pénale de B... n'était point supprimée, ni même amoindrie par ce fait que les préparations incriminées ont été délivrées par différents élèves de la pharmacie ; qu'on eut pu sans doute diriger contre ceux-ci des poursuites, mais que le titulaire de l'officine n'en est pas moins punissable lorsque la fréquence des fraudes constatées et commises par de nombreux élèves démontre qu'on suivait un système organisé pour réaliser des bénéfices illicites ;

» Attendu que le Tribunal fait justement observer que les réductions de prix annoncées par B... dans des réclames incessantes avaient eu pour conséquence les procédés signalés par l'expert, c'est-à-dire les substitutions de substances moins chères à d'autres d'un prix supérieur ;

» Qu'il y a lieu de déclarer B .. coupable d'avoir sciemment commis les délits de tromperie sur la nature des choses vendues et la falsification de substances médicamenteuses destinées à être vendues, ainsi que de vente ou de mise en vente de ces mêmes substances qu'il savait falsifiées ;

» Elève à deux mois la peine d'emprisonnement ; etc. ».

Autre cas :

« Attendu qu'il résulte du rapport et des déclarations de l'expert que les élixirs mis en vente par R... et G... ne renferment ni la quantité de pepsine annoncée sur les flacons dans lesquels ils sont vendus au public, ni le produit connu sous le nom de diastase également annoncé sur lesdits flacons ; d'autre part que la poudre vendue par G... sous le nom de *Moëlline* ne contient pas trace des substances annoncées : phosphore, iode, soufre et phosphates alcalins ;

» Condamne à 50 francs d'amende et ordonne en outre l'insertion .... »

(Paris, 2 mars 1894).

Un pharmacien à qui on avait demandé du sirop Lamouroux, ayant délivré un sirop quelconque dans un flacon portant les mots Pharmacie Lamouroux, imprimés dans le verre, fut traduit en correctionnelle par l'acheteur.

Convaincu d'avoir trompé celui-ci sur la nature de la marchandise, fait qui constitue le délit prévu et puni par l'article 423 du Code pénal, il fut condamné à 6 mois de prison et 50 francs d'amende.

La Cour d'appel confirma, par la suite, la sentence des premiers juges.

Il n'y a pas *délit de falsification* prévu par la loi du 27 mars 1851 dans le fait d'avoir préparé et mis en vente un produit pharmaceutique qui ne contient qu'une quantité de principe actif insuffisante pour constituer une substance médicamenteuse, alors d'ailleurs qu'il est constant que le produit mis en vente n'était mélangé d'aucune substance étrangère. D'autre part, le fait de cette préparation et de cette mise en vente ne saurait constituer le délit d'escroquerie et de tromperie sur la nature de la marchandise, prévu par l'article 423 du Code pénal, ce délit ne pouvant résulter que d'une vente consommée. C'est une indélicatesse.

Il y a tromperie sur la nature, dans le fait de donner, au lieu du médicament, un succédané ; une contrefaçon au lieu du produit vrai. La falsification consiste dans un mélange frauduleux qui détériore la substance au préjudice de l'acheteur, alors même qu'elle porte moins sur la nature que sur la qualité de cette substance.

## SUBSTITUTION D'UN MÉDICAMENT A UN AUTRE

Un pharmacien, ayant substitué à du naphtol, ordonné par le médecin, dans des cachets, de la naphtaline qui, à diverses reprises, causa au malade des vomissements, fut traduit, sur la plainte du médecin, devant le Tribunal de Grenoble (13 août 1890) qui rendit le jugement dont il est extrait :

« Attendu qu'il est constant que le prévenu C... a substitué de la naphtaline au naphtol bêta :

» Attendu qu'il n'y a pas lieu de s'arrêter au moyen de défense invoqué par C... qui dit que son élève a exécuté seul les ordonnances subvisées, car il est de jurisprudence que, seul, le pharmacien peut, en la matière, être responsable, et que, d'autre part, l'inculpé ne peut arguer de sa bonne foi en cette cause ;

» Considérant qu'il y a lieu de réprimer sévèrement de semblables agissements qui sont de nature à porter de graves atteintes à la santé publique ;

» Condamne C... à 500 francs d'amende et aux dépens ».

# CHAPITRE X

## BREVET D'INVENTION. — PROPRIÉTÉ COMMERCIALE PHARMACEUTIQUE

La loi spéciale du 5 juillet 1844 dit :

« ARTICLE 3. — Ne sont pas susceptibles d'être brevetées : les compositions pharmaceutiques ou remèdes de toute espèce, lesdits objets demeurant soumis aux lois et réglements spéciaux sur la matière et notamment au décret du 18 août 1810, relatif aux remèdes secrets ».

Un brevet, pris malgré ces dispositions, serait nul. Quant au droit de refuser le brevet, il n'appartient pas à la préfecture pour ce qui regarde les préparations pharmaceutiques, mais seulement au ministre de l'Agriculture et du Commerce (circulaire ministérielle du 1er octobre 1844). En cas de refus, la taxe, réservée, est restituée (art. 13).

En l'espèce, le produit qui ne peut être breveté est seulement le remède, la composition pharmaceutique destinée à l'usage interne ou externe des hommes et des animaux.

Est nul le brevet pris pour un papier ou tissu à sinapisme, tel que le papier Rigollot (Lyon 28 juin

6*

1870), justement considéré comme préparation médicinale, quand bien même elle ne contient ni mélange, ni dosage.

Mais on n'a pas considéré comme substances pharmaceutiques non brevetables le gluten mélangé au chocolat, un mastic dentaire, une liqueur hygiénique comme l'eau de mélisse, les cosmétiques, les eaux de toilette, etc.

Quant aux procédés de fabrication, ils sont incontestablement brevetables et la jurisprudence n'a jamais hésité à leur reconnaître ce droit, elle a même admis que l'on pouvait obtenir un brevet pour les appareils servant à faciliter l'absorption des médicaments : capsules, etc.

Aucune difficulté en ce qui concerne les appareils chirurgicaux : bandages, tissus électriques contre les douleurs, etc. Ils sont brevetables.

Les mêmes dispositions de l'article 3 s'appliquent aux remèdes et méthodes employés dans l'art vétérinaire.

« Les produits pharmaceutiques, dit Pouillet, ne peuvent être brevetés ; ils n'entrent pas dans le domaine privé et tombent aussitôt qu'ils sont inventés dans le domaine public ».

Tout pharmacien peut donc les vendre sous leur dénomination naturelle ou usuelle (Cassation 30 décembre 1863).

Mais comme on admet aujourd'hui que les pharmaciens ont le droit de donner aux produits du Codex des préparations ou améliorations résultant d'adjuvants ou d'excipients, on doit aussi leur reconnaître la faculté de donner aux produits qu'ils ont ainsi perfectionnés, une marque portant leur nom qui permette de les distinguer des produits similaires fabriqués par un concurrent. Le pharmacien peut donc mettre une marque de ce genre sur ces remèdes ou leur donner le nom de celui qui les a inventés (Cass. 22 mars 1864 ; Paris 22 mars 1861 ; Toulouse 13 mai 1857 ; Com. Seine 16 mars 1878).

Mais si le produit inventé peut être employé tantôt dans l'industrie, tantôt comme remède, qu'en adviendra-t-il ? Il ne sera brevetable qu'au premier cas, c'est-à-dire, que l'inventeur pourra seul lui donner son application industrielle, tandis que tous les intéressés seront libres de lui donner une application médicale ou pharmaceutique.

Les motifs donnés pour justifier l'exeptionnel article 3 sont la crainte que la concession d'un monopole sur des produits destinés à guérir les maux de l'homme et des animaux ne fut trop contraire à l'intérêt de la société et de l'humanité. Plutôt que l'intérêt de l'inventeur on a préféré protéger l'intérêt général. Ces motifs ont leur valeur et cependant la société n'aurait-elle pas le plus grand intérêt à encourager la découverte de nouveaux remèdes en accordant un monopole à leur inventeur ? Quoiqu'il en soit, le but du législateur français n'est pas toujours obtenu en pratique, l'inventeur du produit pharmaceutique ne manquant pas de donner une dénomination particulière à son remède, ou de le couvrir d'une marque spéciale qui lui assurera, sous cette forme, un véritable monopole de fait.

La marque de fabrique, le nom du fabricant et des dénominations fantaisistes, voici, en effet, autant de moyens de se constituer, même en pharmacie, une propriété commerciale incontestable.

La marque, protégée par la loi du 23 juin 1857 est le signe, l'emblême qui caractérise une chose, indique que le produit sort de telle manufacture ou est vendu par tel commerçant. En pharmacie le brevet d'invention, étant exceptionnel, la marque et les dénominations sont très usitées. Pour être valable la marque doit être spéciale, c'est-à-dire avoir un caractère propre qui permette de la reconnaître facilement et assez distincte des autres marques pour n'être pas confondue ; elle doit être nouvelle, ne pas être employée déjà à revêtir des produits similaires provenant d'une autre maison identique ; elle répondrait à cette condition de nouveauté quand bien même elle serait utilisée dans une autre industrie, ainsi une grappe de raisin pourra être prise comme marque par un parfumeur pour ses savons et un pharmacien pour du vin tonique

En propriété industrielle et commerciale il ne faut pas confondre nom et dénomination. Le nom s'entend de l'appellation patronymique du fabricant ou du commerçant et la dénomination d'un nom inventé pour la circonstance. Distinction très importante : il existe des dénominations de fantaisie et d'autres nécessaires. Or, disons-le tout de suite, la première est seule susceptible d'appropriation particulière, la seconde fait corps avec le remède et tombe, en même temps que celui-ci, dans le domaine public, tout le monde peut s'en servir. La difficulté viendra donc, la plupart du temps, du fait et savoir si la dénomination est nécessaire ou fantaisiste. Elle sera nécessaire quand elle aura une source scientifique, sera un terme chimique ou le nom sous lequel le produit aura été présenté aux savants.

Tout récemment deux remèdes ont donné lieu à des discussions très ardentes : l'antipyrine et le salol. Il a finalement été admis par les tribunaux que Knorr l'inventeur du premier, étudiant une fabrication de quinine artificielle, aurait découvert ce produit nouveau et l'aurait appelé, pour les académies de son nom chimique diméthyloxyquinizin puis, pour le vendre au public avait imaginé le nom absolument fantaisiste d'antipyrine.

Le salol avait une tournure plus scientifique, son nom chimique était cependant salicylate de phénol, on eut beau déclarer que salol était les premières et dernières syllabes du nom chimique, salol fut sacré terme de fantaisie et valut comme marque de fabrique.

Coricide, ou mieux Coricide russe donne aussi naissance à un litige qui n'est pas terminé à l'heure ou nous écrivons et pourtant nous vaut déjà une jurisprudence très variée. Ici, à Paris, les tribunaux estiment que le mot coricide, suivi ou non de la qualification russe, était susceptible d'appropriation ; là, comme à Toulouse, c'est l'opinion contraire qui l'emporte : coricide appartiendrait à tout le monde, c'est un terme nécessaire, il exista de tout temps dans la langue française, sinon dans le dictionnaire et seules les dénominations coricide russe, coricide français, etc., pourraient faire l'objet de marques de fabrique ou de commerce.

Ce serait en vertu des mêmes principes que la jurisprudence consacrerait la propriété individuelle sur des alliances de mots sorties de l'imagination créatrice : coaltar saponifié, élixir amtiglaireux, Vin toni-nutritif, etc.

La protection accordée par la loi à la propriété industrielle et commerciale va bien loin. La contrefaçon est rigoureusement poursuivie sous quelque forme quelle se manifeste. Toute imitation, tout rappel de nom, etc., qui induirait le public en erreur, serait aussitôt réprimé.

Un frère ne peut même employer le nom patronymique de la même façon que son frère l'emploie déjà sur un produit. Si votre propre nom se rapproche même de la dénomination de fantaisie utilisée par un concurrent, il vous sera interdit de vous en servir pour un produit similaire.

Le dépôt d'une marque se fait au tribunal de commerce par une déclaration signée et datée, accompagnée de la remise de clichés, dont la plus grande dimension n'excédera pas dix centimètres. Le dépôt n'a d'effet que pour quinze années, mais à l'encontre du brevet d'invention, il peut être incessamment renouvelé.

Ainsi, quand un pharmacien a donné à un remède du Codex une dénomination de fantaisie, comme celle d'*Elixir antiglaireux* suivi de son nom, un concurrent ne pourrait pas employer la même dénomination en y joignant le nom du premier préparateur, même précédé de ces mots : *suivant la formule de...* (Rouen, 27 mars 1862. Cass. 15 mars 1864).

Jugé dans cet ordre d'idée que si un individu qui n'est pas pharmacien ne peut, à la vérité, vendre des remèdes, il peut être propriétaire des marques de fabrique de tel ou tel remède et céder à un pharmacien le droit de s'en servir. Etant tenu alors d'assurer la jouissance paisible de ses marques, il a qualité pour intenter une poursuite en contrefaçon. Le pharmacien comme cessionnaire, a aussi le droit d'intenter cette action.

Mais il n'en serait plus de même s'il s'agissait de dénominations génériques ou tombées dans le domaine public, comme celle d'Eau de mélisse des Carmes. Tout pharmacien a le droit de vendre ce produit sous le nom que l'usage a consacré (Paris, 10 nov. 1843).

Voir sur les Marques de fabrique et de commerce, la loi du 23 juin 1857 et la loi du 26 novembre 1873 relative à l'établissement d'un timbre ou signe spécial destiné à être apposé sur les marques commerciales et de fabrique. Voir aussi le beau et très complet ouvrage de notre ami et confrère Guy : *Législation et Jurisprudence des propriétés pharmaceutiques*, en vente à la *Gazette du Palais*, 3, boulevard du Palais, Paris.

## DOCUMENTS

Un commerçant de Lille était poursuivi par la Pharmacie Centrale de France pour s'être servi du nom de Neufaline, dénomination déposée légalement en 1875 et en 1890. L'avocat du défendeur avait pris des conclusions tendant à faire dire que la Neufaline ayant fait autrefois l'objet d'un brevet, et ce brevet étant aujourd'hui expiré, la dénomination était tombée dans le domaine public avec le brevet lui-même. En conséquence, il aurait été de la liberté de chacun de faire usage à son gré de ce nom de Neufaline. Le Tribunal n'a pas accueilli cette argumention (18 juillet 1893, Lille).

Evidemment, lorsqu'une invention tombe dans le domaine public par suite de l'expiration du brevet, le nom sous lequel l'inventeur a désigné son invention, s'il n'existe pas d'autre forme de langage pour la dénommer, tombe aussi dans le domaine public en restant attaché à l'objet. Mais en ce qui concerne les compositions, et non les inventions proprement dites, l'appellation conserve son caractère de propriété privée, surtout si, comme dans l'espèce, elle n'est qu'un signe particulier d'origine sans avoir aucunement trait aux bases du produit.

Pour les produits pharmaceutiques en particulier, les noms de fantaisie qui leur sont attribués par leurs auteurs restent indéfiniment la propriété privée de ces derniers.

Nous avons dit plus haut que les réclamations de l'auteur et de ses ayants-cause peuvent sauvegarder la propriété du nom de l'inventeur tombé, par habitude, dans l'usage courant : il en a été ainsi pour le nom de Botot.

M. Lupert-Mouchet, inventeur du produit pharmaceutique la *Lupérine*, ayant été condamné pour exercice illégal, son dépositaire, M. P..., pharmacien, mit immédiatement en vente « la Rupérine » qui avait selon lui et d'après ses prospectus des vertus analogues.

M. Lupert-Mouchet, qui avait régulièrement déposé la marque de fabrique consistant dans la dénomination « *la Lupérine* ». assigne son concurrent devant le Tribunal de commerce de la Seine pour s'entendre faire défense de se servir du titre « la Rupérine » et condamner en 30.000 francs de dommages-intérêts.

M. P..., condamné, interjeta devant la Cour de Paris, se prévalant du jugement qui avait déclaré la Lupérine un remède secret Il soutenait que la demande dont il était l'objet n'était point recevable, la vente d'un remède secret ne pouvait être protégée en justice, et qu'au surplus, M. Lupert-Mouchet, n'étant pas pharmacien, ne pouvait actionner un prétendu concurrent. La Cour rejeta ces prétentions en ces termes :

« Considérant que la marque « La Lupérine » a été régulièrement déposée et que, par ce dépôt, M. Lupert-Mouchet a acquis pendant quinze années un droit exclusif sur cette marque ;

» Considérant que quel que soit le produit et quel que puisse être l'usage que l'on peut faire, tant de la marque que du produit, la marque de fabrique, en elle-même, est une propriété à laquelle nul ne peut porter atteinte ; que c'est donc à bon droit que M. Lupert-Mouchet, se déclarant propriétaire d'une marque de fabrique constituée par le titre La Lupérine, a cité en justice P... et lui a demandé des dommages-intérêts pour atteinte portée à sa propriété ;

» Considérant que le titre « La Rupérine » que P... a donné à un produit dont il se dit l'inventeur et aurait pour effet de dégoûter des spiritueux, est de nature à établir une confusion entre la Lupérine et la Rupérine ; qu'au surplus, P .., qui avait seul le droit de faire usage de cette marque de fabrique, a présenté au public sa Rupérine peu de temps après le moment où il avait cessé d'être le dépositaire de la Lupérine ; qu'une publicité assez considérable ayant été faite pour recommander la Lupérine par des annonces dans les journaux, des brochures, etc., P... a continué pour la Rupérine une publicité analogue et qu'il l'a faite sans signaler qu'il n'était plus le vendeur de la Lupérine, de sorte que le public, sachant que P... avait été le seul exploitant de la Lupérine, a pu croire que la Rupérine et la Lupérine, ayant le même objet, étant une poudre qu'il y avait lieu de mêler aux boissons alcooliques, étaient une seule et même chose ; que de là résultait un préjudice certain et une atteinte portée au droit de propriété de Lupert-Mouchet ;

» Considérant qu'il n'y a pas à rechercher ce qu'est le produit en lui-même, si c'est un remède secret ou un remède officinal, ou une simple mixture qui pourrait être vendue par tous ; que c'est à tort que l'appelant oppose à l'intimé une fin de non-recevoir basée sur la loi et la jurisprudence qui s'oppose à ce que la vente des remèdes secrets soit tolérée ou garantie ;

» Qu'il ne s'agit ici que d'une marque de fabrique qu'il importe de bien distinguer du produit ; qu'en effet la vente du produit peut être momentanément prohibée ou définitivement défendue ; que l'usage qu'on peut faire du produit peut être suspendu ou même réduit à néant pendant un temps déterminé ou jusqu'à l'accomplissement de certaines formalités ou la réalisation de certains événements, mais que le droit de propriété sur la marque de fabrique demeure intact ; qu'il doit être protégé et doit être défendu ;

» Considérant que c'est également à tort que l'appelant prétend que le produit « La Lupérine » étant un médicament ou un remède secret, Lupert-Mouchet, qui n'est pas pharmacien, est sans droit pour actionner un prétendu concurrent ; qu'en effet, quel que soit le produit, la marque de fabrique, propriété de Lupert-Mouchet, donne à celui-ci une action en justice ;

» Considérant que la Cour ne peut avoir, ainsi que le prétend P... en ses conclusions d'appel, à accorder à l'intimé le droit exclusif de vendre un remède dont la vente est interdite, mais à statuer sur une question de marque de fabrique et d'atteinte portée à la propriété d'autrui ;

» Considérant qu'il n'est pas établi que Lupert-Mouchet ait, quant à présent, le droit de vendre ou de faire vendre le produit objet du litige et que, au point de vue de l'exploitation actuelle de sa marque de fabrique, Lupert-Mouchet ne fait pas la preuve à laquelle il était tenu ;

» Qu'il résulte de ce qui précède, que l'unique base d'appréciation des dommages-intérêts est l'atteinte portée aux droits de propriété de la marque de fabrique appartenant audit Lupert-Mouchet,

» Condamne... ».

*(Cour d'appel de Paris, 23 décembre 1892).*

## CONCURRENCE DÉLOYALE

La concurrence déloyale est tout procédé commercial qui manque de correction et porte préjudice à un confrère, elle est presque toute de fait et l'intention de nuire, ou tout au moins de profiter malicieusement et par une évidente imitation de la notoriété ou de la valeur faite par le concurrent, est la raison déterminante de la décision des juges qui doit examiner si les faits incriminés ont été de nature à causer préjudice au plaignant.

La prise de fausses qualités ou de faux titres et toutes fauses allégations ne sont punies par la loi que s'il est bien établi, par des faits certains, que ces choses ont été commises dans le but de provoquer une confusion nuisible avec les titres du concurrent dont on voudrait ainsi détourner la clientèle.

En résumé, tout commerçant qui, pour attirer la clientèle, userait de moyens et d'allégations d'où la franchise et la vérité seraient bannies, pourrait être accusé de concurrence déloyale et condamné à des dommages-intérêts au profit des rivaux lésés.

Tous procédés déloyaux et mensongers sont susceptibles d'attirer aux coupables la même pénalité.

Un pharmacien a-t-il le droit de se dire ancien élève d'un confrère? Non, sans l'autorisation de ce confrère qui fut son patron, ou sans une convention spéciale lui reconnaissant cette faculté.

Quand il y a similitude dans les noms et prénoms de deux rivaux d'industrie, celui des deux qui est le plus anciennement établi a le droit d'exiger que le nouveau venu prenne des mesures propres à prévenir la confusion entre les deux établissements.

Dans ce but, il peut être enjoint à ce nouveau venu de supprimer de son enseigne et de ses étiquettes le prénom qui est commun avec son concurrent et d'ajouter à son nom une qualification servant à le distinguer.

Détourner un malade de s'adresser à un pharmacien sous le prétexte, non justifié, qu'il s'y vend de mauvais médicaments, est incontestablement un fait diffamatoire ; et le médecin qui se rendrait coupable de ce délit pourrait, comme toute autre personne, être atteint par la loi pénale, ou être passible de dommages-intérêts.

Un pharmacien de province faisant des annonces dans les journaux pour recommander un produit de son invention eut l'idée de donner à sa réclame la forme d'une lettre émanant d'un médecin de Paris, avec signature et qualité. Le médecin n'avait pas été consulté et, quand il eut connaissance de l'abus qu'on faisait de son nom, il réclama devant le Tribunal. Les faits n'étant pas niés, le Tribunal n'avait qu'à qualifier le délit et à imposer une réparation suffisante. La condamnation se résuma en 100 francs de dommages-intérêts, insertion dans huit journaux, dont deux médicaux, du jugement intervenu, le coût de chaque insertion ne devant pas dépasser 150 francs, et les dépens. (*Tribunal civil de la Seine*, 1re chambre. Audience du 22 février 1886).

La concurrence déloyale, réduite à cette incorrection, ne relève pas du Tribunal répressif, c'est un délit civil qui tombe sous l'application de l'article 1382 du Code civil.

On reconnaît, cependant, aux Tribunaux de commerce la connaissance des faits de concurrence déloyale en vertu de *la théorie* dite de l'*accessoire*, d'après laquelle tous les actes faits par un commerçant à l'occasion de son commerce sont réputés actes de commerce.

## USURPATION DE MÉDAILLES, ETC.

En vertu de la loi du 30 avril 1886 « l'usage des médailles, diplômes, mentions, etc., décernés dans des expositions ou concours, en France ou à l'étranger, n'est permis qu'à ceux qui les ont obtenus personnellement ou à la maison de commerce en considération de laquelle ils ont été décernés. Celui qui s'en sert doit faire connaître leur date et leur nature, l'exposition ou le concours où ils ont été obtenus et l'objet récompensé ».

Ce droit, purement personnel, ne peut être cédé à un tiers ; il peut cependant passer à un successeur.

En résumé, il est défendu de s'attribuer des récompenses inexistantes et imaginaires, de faire usage de celles décernées à autrui et d'en appliquer à des objets autres que ceux qui les auraient méritées.

La sanction de ces prohibitions est une amende de 50 à 6.000 francs et un emprisonnement de trois mois à deux ans, ou l'une de ces deux peines seulement. La loi de 1886 a donc pour résultat de transformer cette forme spéciale de la concurrence déloyale est un délit correctionnel.

# CHAPITRE XI

## INGÉRENCES ÉTRANGÈRES. — INGÉRENCE DES MÉDECINS

La loi du 30 novembre 1892 qui règlemente la profession médicale est muette sur les rapports forcés entre médecins et pharmaciens et la loi pharmaceutique en discussion n'est pas plus explicite. Nous devons quand même à la loi médicale quelques modifications aux règlements antérieurs, que nous notons au passage, sans plus insister.

Article 13. — L'article 2101 du Code civil, relatif aux privilèges généraux sur les meubles est modifié, ainsi qu'il suit, dans son paragraphe 3. . Les frais quelconques de dernière maladie, quelle qu'en ait été la terminaison, concurremment entre ceux à qui ils sont dus.

Article 11. — L'exercice simultané de la profession de médecin, dentiste ou de sage-femme, avec celle de pharmacien ou d'herboriste est interdite, même en cas de possession de titres conférant le droit d'exercer ces professions. Cette disposition n'a pas d'effet rétroactif.

Article 12. — L'article 2272 du Code civil est modifié ainsi qu'il suit :

L'action des médecins, chirurgiens, dentistes, sages-femmes et pharmaciens. pour leurs visites, opérations et médicaments se prescrit par deux ans.

Article 24. — L'exercice simultané de la médecine, de l'art dentaire et de l'art des accouchements avec celui de la pharmacie et de l'herboristerie est puni d'une amende de 100 à 500 francs.

En cas de récidive, l'amende sera de 500 à 1000 francs et les délinquants pourront, en outre, être condamnés à un emprisonnement de quinze jours à trois mois.

## DÉLIVRANCE DE MÉDICAMENTS PAR LE MÉDECIN

L'article 27 de la loi de germinal autorise les médecins établis dans les communes où il n'y aurait pas de pharmacien à délivrer des médicaments aux malades près desquels ils sont appelés, mais sans avoir le droit de tenir une officine ouverte.

Il résulte de ce texte, ainsi formulé, que le domicile du médecin qui a soigné les malades, quand il est situé dans une commune dépourvue de pharmacien, est la seule et unique condition que la loi impose pour l'exercice du droit de délivrer des médicaments, et que l'on ne saurait exiger, en outre, que le domicile des malades soit situé dans une commune où il n'y a pas de pharmacie.

Donc un médecin qui n'a vendu des drogues et des substances curatives qu'à son propre domicile où il n'y a pas de pharmacie et à des malades près desquels il a été appelé, bien que ces malades fussent domiciliés dans une commune où il existe une pharmacie, n'a pas outrepassé les limites du droit que lui confère l'article 27.

Il n'importe que le médecin ait déclaré à ses malades que ses médicaments étaient meilleurs et moins chers que ceux du pharmacien voisin ou même qu'il ait sollicité ses clients, domiciliés dans la commune habitée par le pharmacien, de venir s'approvisionner chez lui. Ces circonstances seraient peut-être de nature à ouvrir au pharmacien une action civile en dommages-intérêts, comme constituant des faits de concurrence déloyale et illicite, mais elles sont étrangères à l'existence du délit d'exercice illégal de la pharmacie qui seul pourrait servir de base à l'action publique.

(Châlons-sur-Saône — jugement du 31 janvier 1890, confirmé, en appel, le 11 mars, à Dijon).

L'absence d'officine ouverte dans sa localité est donc la seule raison qui permette au médecin de délivrer des médicaments à ses clients, et remarquons bien d'abord que c'est le domicile du médecin et non celui du client qui détermine l'exception, et que si le médecin peut fournir des médicaments à ses malades, il n'a pas le droit de tenir une officine ouverte au grand public comme le pharmacien. L'exception prévue par l'article 27 étant de droit étroit, s'applique par sa nature même au débit à domicile, de plus, le médecin, résidant dans une commune où existe un pharmacien, ayant officine ouverte, ne peut débiter des drogues, même à des malades qui habiteraient une autre commune dépourvue de pharmacien.

Un docteur, s'autorisant de ce que la pharmacie de la localité où il exerçait était mal tenue et insuffisamment approvisionnée, se permettait de fournir ses clients de médicaments. Traduit, pour ces faits, en correctionnelle, il se vit donner gain de cause pour ce motif que la pharmacie en question « ne pouvait être considérée comme une officine *ouverte* dans le sens de cette expression ». La Cour, saisie en appel, déclara que le Tribunal n'a pas à apprécier la bonne ou mauvaise tenue d'une officine dont la fermeture n'a, surtout, pas été provoquée. En conséquence, le médecin fut condamné à l'amende et aux dépens de première instance et d'appel. Quant à la demande de la partie civile relative aux dommages-intérêts comme réparation du préjudice causé par le médecin, elle fut rejetée sur ce considérant, digne de la plus grande attention « que la partie civile ne justifie pas que les faits reconnus constants lui aient occasionné un préjudice appréciable dont il lui soit dû réparation ».

Le traité suivant, passé entre une Compagnie et un médecin, « M. le Dr s'engage à soigner les employés de la Compagnie pour un prix de... (comprenant les honoraires de la consultation et la fourniture des médicaments) », constitue exercice illégal de la pharmacie par le médecin et tombe sous l'article 25 de la loi de germinal. Peu importe, d'ailleurs, que les médicaments soient préparés dans une officine, du moment qu'ils sont délivrés pour le compte du médecin.

Un pharmacien diplômé a toujours le droit de faire cesser immédiatement la vente de médicaments par le médecin dans la localité où il ouvre officine. Quant au délai moral accordé au médecin pour écouler ses provisions, il dépend des rapports qu'ont entre elles les parties intéressées. Il y a là un *modus faciendi* que nous laissons à l'appréciation des pharmaciens.

Un pharmacien et un médecin, habitant tous les deux la même localité, s'étaient cités réciproquement devant le Tribunal correctionnel. Le premier poursuivait le second pour exercice illégal de la pharmacie. Le second accusait le premier d'exercice illégal de la médecine. Chacun demandait dix mille francs à titre de réparation.

Le Tribunal, décidant qu'il y avait dans cette double plainte un sentiment d'animosité regrettable au point de vue des convenances professionnelles et de la dignité des demandeurs, les renvoya dos à dos. Le pharmacien ayant fait appel, la Cour de Poitiers condamna le médecin, qui avait accepté la décision des premiers juges, à payer la totalité des frais du procès.

Le médecin n'a pas le droit de *vendre* des médicament dans une localité où il y a une officine ouverte. Voilà un point qui est bien établi, mais peut-il les délivrer gratuitement ?

M. Legrand du Saulle, dans le journal « *Les Mondes* » répond d'une façon très explicite et démontre qu'il est des cas où il n'est pas permis *de donner même son bien*.

« Lorsqu'une officine est ouverte dans une

localité, je ne vois pas que le médecin habituel du pays puisse distribuer gratuitement des médicaments à ses clients. Alors même qu'il n'exercerait pas illégalement la pharmacie puisqu'il ne vend rien, le médecin fait au pharmacien une concurrence déloyale et s'expose à une action civile en dommages-intérêts. Comme il accepte tous les jours des honoraires, à titre de médecin, ne peut-on pas supposer qu'il les élève dans une proportion qui équivaut précisément au prix des substances pharmaceutiques libéralement données ?

» En fait, la vente des médicaments existe, mais elle se dissimule sous la vaine apparence d'une bonne action. C'est une manœuvre indélicate et abusive. Si le médecin exerce gratuitement l'art de guérir et s'il fait don des médicaments aux malades, alors qu'une officine est ouverte dans la localité, il pourra, je crois, être difficilement inquiété. Un homme, sans être soupçonné d'aliénation mentale, a toujours le droit de faire des cadeaux à autrui, mais, même dans ce cas, il agit déloyalement envers le pharmacien. L'officine ouverte représente un privilège légal. Or, tout privilège confère un droit ; donc, tout ce qui tend à neutraliser ce droit est une irrégularité ».

Nos lecteurs savent déjà que nous n'admettons pas comme légale la distribution gratuite, surtout habituelle, de produits pharmaceutiques.

## HOMÉOPATHES

Un médecin homéopathe est-il autorisé à fournir ses médicaments homéopathiques quand le pharmacien de sa localité n'en a pas? Non, a répondu la jurisprudence ; à moins toutefois que le pharmacien, mis en demeure de les tenir, s'y soit refusé.

## DROGUISTES, ÉPICIERS

Il est absolument interdit aux non-pharmaciens, droguistes, épiciers, etc., de vendre des médicaments ; les contrevenants tombent immédiatement sous le coup de la loi de germinal ; ils sont passibles d'une condamnation correctionnelle à 500 francs d'amende, des frais de poursuite et de dommages-intérêts envers la partie civile qui a souffert de leur exercice illégal de la pharmacie. La seule condition requise pour poursuivre est le fait, par le prévenu, d'avoir vendu, mis en vente ou simplement détenu des substances médicamenteuses, des remèdes. La qualité de remède est donc la cause du procès. En général, cette qualité est facile à prouver ; quand elle sera douteuse, les Tribunaux de première instance seront souverains pour apprécier, soit après, soit sans expertise.

Le commerce des drogues simples, en gros, est absolument libre et toute personne peut l'exercer ; mais il est défendu de faire subir à ces drogues simples une modification ou préparation qui les transforme en médicaments propres à guérir et en change complètement le caractère.

La simple détention de drogues ayant un caractère médicamenteux est interdite. *A fortiori*, il y aurait exercice illégal de la pharmacie de la part du droguiste non diplômé qui préparerait et vendrait, même en gros aux seuls pharmaciens, des compositions médicamenteuses.

Ce que, en fait de vente, la loi prohibe, c'est la vente « au poids médicinal » ; mais ces termes indéfinis ont donné lieu aux controverses les plus embrouillées. Aujourd'hui, la jurisprudence semble clairement proscrire par ces mots non seulement la vente aux poids indiqués dans les Codex et formulaires officiels, mais toutes les ventes en détail permettant d'utiliser la drogue comme remède et surtout faite dans cette intention. L'intention est laissée à l'appréciation du juge.

Une droguerie agencée pour la préparation et la vente des médicaments en gros, n'est, en définitif, qu'une vaste pharmacie et, en conséquence, elle est soumise pour son ouverture, vente, etc., à tout ce qui est exigé pour les officines pharmaceutiques.

Au commencement de l'année 1895, le Tribunal de commerce de la Seine fut saisi du cas suivant : un pharmacien diplômé et deux associés non diplômés avaient acheté conjointement une droguerie pharmaceutique et, mécontents de leur acquisition, ils demandaient l'annulation de l'acte de vente comme consenti à des non pharmaciens. Le Tribunal et la Cour, saisie en appel, leur donnèrent raison et déclarèrent que le contrat était nul, non seulement à l'égard des non diplômés, mais, dans toute son étendue, vis-à-vis même du pharmacien.

Il est évident, et nous l'avons déjà vu, que les

droguistes et épiciers peuvent librement vendre au détail, des drogues simples ou composées quand elles ne sont que des cosmétiques, substances hygiéniques, etc. ; l'eau de mélisse des Carmes rentre dans cette catégorie.

L'impossibilité d'établir en ces matières une distinction nettement tranchée, impose et explique le pouvoir discrétionnaire du juge. Dans tous les cas, celui-ci se basera sur les intentions démontrées du prévenu, de vendre ses produits dans un but exclusivement curatif.

## HERBORISTES, EAUX MINÉRALES

Les herboristes, après avoir conquis ce titre à la suite d'études et d'examens, sont autorisés à vendre des plantes ou parties de plantes médicinales indigènes, fraîches ou sèches. Le débit des plantes exotiques leur est donc interdit.

Leur sont encore défendus et la vente des plantes au poids médicinal et le droit de fabriquer avec ces plantes des compositions médicamenteuses : tisanes, emplâtres, etc. Un mélange de diverses plantes ne serait toutefois pas considéré comme remède, s'il n'était destiné qu'à fournir une boisson hygiénique ou d'agrément.

Les résines, gomme, camphre, etc., provenant naturellement des arbres, rentrent dans la catégorie des drogues dont la vente est permise aux herboristes.

La vente d'un fond d'herboristerie est valable

bien qu'elle soit faite à une personne non munie du certificat d'aptitude exigé par la loi.

La police des eaux minérales est réglée par l'ordonnance de 1823 qui porte : « Toute entreprise ayant pour effet de livrer ou d'administrer au public les eaux minérales, naturelles ou artificielles, est soumise à une autorisation spéciale et à l'inspection des hommes de l'art ».

L'autorisation d'exploiter une source est toujours précédée d'un examen et d'un rapport faits par une Commission déléguée par l'Académie de médecine.

# CHAPITRE XII

## DISPOSITIONS PÉNALES — VISITE DES PHARMACIES

Les visites des officines de pharmaciens doivent être faites aux termes de l'article 29 de la loi de germinal, confirmé par l'arrêté du 25 thermidor suivant et par le décret du 23 mars 1859 (article 2), par des professeurs de l'Ecole de médecine et de l'Ecole de pharmacie, assistés d'un commissaire de police. A ces inspecteurs seuls est confiée la vérification de la bonne qualité de drogues ou médicaments simples ou composés.

L'autorité municipale n'a donc pas ce droit de contrôle, comme elle a tenté maintes fois de se l'arroger et le pharmacien reste dans son droit strict en fermant sa porte aux envoyés du laboratoire municipal. Soumis à des prescriptions spéciales, il sort du droit commun pour ce qui concerne la surveillance des denrées alimentaires et la répression des fraudes et falsifications.

Du reste, une visite ayant été faite dans ces conditions (par l'autorité municipale) et une saisie en ayant été la conséquence, le juge de paix la déclara illégale et l'administration n'interjeta pas appel.

L'inspection des denrées alimentaires a été organisée par les lois des 19 juillet 1791, qui parle notamment des médicaments avariés, et de 1851 où il n'en est plus question C'est que dans l'intervalle, la loi de germinal, relative à la pharmacie et organisant pour cette partie des visites spéciales, avait abrogé virtuellement la loi du 19 juillet 91 et les arrêtés de messidor an VIII et de brumaire an IX.

Sans s'attarder à d'autres considérations, qui ont pourtant bien leur valeur, comme les connaissances spéciales qu'il faut posséder pour inspecter des médicaments, etc., nous nous en tiendrons aux termes de la loi et nous conseillerons aux pharmaciens de s'opposer à toute inspection non pharmaceutique et s'il est, quand même, passé outre à l'opération, de protester sur le procès-verbal afin de pouvoir plaider ultérieurement la nullité de la saisie et de l'inspection.

Un pharmacien n'a pas le droit de se présenter seul pour procéder à la visite *annuelle* d'une pharmacie. La composition des inspecteurs est de rigueur et le pharmacien aurait incontestablement le droit de protester. Mais nous ne l'engagerons à user de ce droit qu'en cas de procès-verbal.

En dehors des visites annuelles, l'autorité judiciaire peut faire opérer des visites par le commissaire de police, seul ou assisté d'un ou de plusieurs inspecteurs, pour des motifs sérieux.

Des inspecteurs font des observations parce que des préparations, qu'ils considèrent comme toxiques, ne sont pas enfermées dans l'armoire aux poisons ; c'est donner à l'ordonnance de 1846 une extension qu'elle n'a pas. La liste des substances vénéneuses est formelle et limitative.

D'autres s'arrogent le droit d'inscrire sur le livre de copie d'ordonnances leurs impressions plus ou moins malveillantes sur la tenue de la pharmacie. C'est encore un abus d'autorité. Le livre-copie d'ordonnances n'a pas d'autre objet que de recevoir la copie des prescriptions magistrales contenant des substances vénéneuses. Il appartient au seul pharmacien. Les Commissions d'inspection ont des rapports et les procès-verbaux du commissaire de police qui les accompagne pour formuler leurs réflexions ou leurs plaintes.

Les jurys d'inspection ne sont pas toujours tendres et à la suite de procès-verbaux dressés au cours d'une tournée, un pharmacien a été traduit, à Evreux, devant le Tribunal, pour tenue irrégulière du registre spécial destiné à relater la délivrance des substances vénéneuses et pour défaut de soins dans certaines préparations pharmaceutiques.

Il a été condamné à 100 francs d'amende et aux frais du procès.

## VISITES. - MÉDECIN FAISANT DE LA PHARMACIE

Dans un arrêt du Conseil d'Etat en date du 8 août 1890, on lit :

« Considérant que l'article 29 de la loi du 21 germinal an XI soumet à la visite les officines des pharmaciens et les magasins des droguistes et qu'aux termes de l'article 27 de la même loi, les médecins et officiers de santé établis dans les communes où il n'y a pas de pharmacien ayant officine ouverte, peuvent fournir des médicaments simples ou composés aux personnes près desquelles ils sont appelés, mais sans avoir le droit de tenir une officine ouverte ; que de l'ensemble de ces dispositions il résulte que les visites prescrites pour les pharmaciens ou droguistes ne sauraient être imposées aux médecins qui vendent des médicaments dans les conditions prévues par l'article précité ;

» Considérant qu'il résulte de l'instruction que le sieur Doulet, docteur en médecine, ne tient pas d'officine et qu'il se borne à délivrer des médicaments à ses clients ; qu'ainsi le requérant ne peut être légalement soumis à la visite imposée aux pharmaciens et droguistes ; il est fondé à demander la décharge de la taxe à laquelle il a été assujetti de ce chef ».

Une Société coopérative qui possède une pharmacie est-elle astreinte à la visite annuelle ?

Oui, répond une décision du Conseil d'Etat datée du 2 décembre 1877.

Lorsque le pharmacien, sur la demande de certains médicaments, à lui adressée par la Commission, garde le silence ou répond : « Ma pharmacie est ouverte, cherchez ». Cette réponse équivaut à un refus et constitue une contravention, le pharmacien étant tenu de représenter lui-même les drogues qui lui sont demandées par la Commission.

## LIVRE-COPIE D'ORDONNANCES

Dans une visite faite par l'école de pharmacie, le Commissaire de police délégué témoigna sa surprise de ne point voir le nom des malades inscrits sur le livre-copie d'ordonnances. Cette surprise n'est rien moins que justifiée.

D'après arrêté du 29 octobre 1846 sur la vente des substances vénéneuses le nom des acheteurs n'est exigible que lorsqu'il s'agit d'une vente pour un usage autre que celui de la médecine, mais cette formalité n'est nullement obligatoire lorsque la vente est faite par le pharmacien dans l'exercice de la pharmacie. Cette sanction ressort clairement d'un arrêt de la Cour de cassation du 21 février 1856 rendu dans l'affaire Larbaud, pharmacien à Vichy.

De l'ordonnance du 29 octobre 1846, le titre I s'applique aux chimistes, fabricants et manufacturiers et, s'il les oblige à inscrire les noms, professions et domicile des acheteurs, nous n'avons point à nous en préoccuper puisque le règlement qui s'adresse aux pharmaciens est l'objet du titre II, que seul, nous devons étudier. Et nous n'y voyons que rien n'oblige les pharmaciens à inscrire les noms de leurs clients.

Il est au reste, un fait acquis, c'est que si, par prudence, on s'avise de demander au client son nom, celui-ci s'en froisse parfois et parfois encore refuse de le donner. Il y a donc là une particularité qui a suffi aux législateurs pour l'engager à ne point introduire dans l'officine, ce qui est facile dans le magasin.

## COMPTABILITÉ DES SUBSTANCES VÉNÉNEUSES

Toute personne faisant le commerce des substances vénéneuses est tenue d'avoir un registre spécial sur lequel elle doit inscrire tous ses achats et toutes ses ventes, et c'est vainement que le pharmacien exciperait pour sa défense que l'ordonnance de 1846, applicable en la matière, n'impose l'obligation d'inscrire l'achat et la vente des substances vénéneuses qu'aux personnes qui se tivrent à ce genre de commerce et non aux pharmaciens, soumis à des règles particulières.

Bien qu'il soit dispensé de faire au maire de sa commune la déclaration préalable que prescrit l'article 1er de l'ordonnance susdite, il est néanmoins obligé d'inscrire sur un registre tous ses achats comme aussi toutes ses ventes. Les termes de l'ordonnance sont généraux et absolus sur ce point. En conséquence, il devra se soumettre aux prescriptions des titres I et III aussi bien qu'à celle du titre II qui le visaient spécialement.

Ces mêmes prescriptions ne visent pas seulement l'achat et la vente des substances vénéneuses, mais encore l'emploi et les infractions y commises sont punies, non seulement de l'amende, mais encore de l'emprisonnement, en vertu de l'article 1 de la loi du 19 juillet 1845.

## POURSUITES. — COMPÉTENCE

Les infractions aux lois qui régissent la pharmacie sont de la compétence des tribunaux correctionnels et peuvent être poursuivies soit d'office par le parquet, soit sur une plainte adressée au procureur de la République. Les personnes lésées ont le droit de se porter partie civile et même de saisir le Tribunal correctionnel par voie de citation directe en demandant, avec l'application de la peine, des dommages-intérêts pour elles-mêmes.

Les poursuites contre la vente illégale de médicaments se font par le ministère public après la saisie opérée dans les visites d'inspection, ou sur la dénonciation, au parquet, par les intéressés qui ont fait faire le constat par ministère d'huissier. Les demandes de dommages-intérêts formulées par les plaignants qui se portent partie civile sont appréciées par le Tribunal sur les données que fournissent les demandeurs.

Dans les constatations d'exercice illégal de pharmacie, il est très imprudent de la part des pharmaciens en général, même des inspecteurs de pharmacie et surtout des représentants du syndicat poursuivant, d'aller personnellement demander et acheter des produits pharmaceutiques chez le délinquant.

Voici, en effet, comment un fait de ce genre est apprécié dans un jugement du Tribunal de Saint-Etienne (7 juillet 1883).

« Attendu qu'il résulte des débats que ce sont les demandeurs eux-mêmes qui, au moyen d'un stratagème blâmable, ont provoqué les contraventions dont ils se plaignent... ils ne sauraient, dès lors, invoquer comme leur ayant porté préjudice des faits préparés et obtenus par leurs propres agissements et, l'on peut dire même, leur complicité...

» Acquitte les prévenus et condamne les demandeurs aux dépens ».

La Cour de Lyon déclara irrecevable l'appel des pharmaciens déboutés. Toutes les Cours ne seraient peut-être pas du même avis. Cependant la Cour de cassation s'est prononcée dans le sens de la Cour de Lyon.

Le syndicat des pharmaciens de la Drôme, pour prouver l'exercice illégal de la pharmacie par un épicier, ayant envoyé chez cet épicier une personne accompagnée d'un huissier qui se fit délivrer des médicaments, fait aussitôt constaté par exploit de l'huissier, se vit débouté de sa plainte par le Tribunal de Montélimar (4 mai 1892).

« Attendu, dit le jugement, que lorsqu'un citoyen qui prend alors la qualité de plaignant exerce devant un Tribunal de répression, ce qu'en droit on appelle une action civile, il faut que le fait sur lequel s'appuie cette action soit délictueux, et qu'il ait causé au plaignant un préjudice matériel ou moral, c'est-à-dire qu'il y ait intérêt ;

» Attendu que le fait de la cause ne constitue pas le délit prévu par les lois et ne pourrait servir de base à une condamnation à l'amende, puisque le plaignant a été le provocateur et comme le co-auteur du fait reproché, ce qui lui fait perdre tout caractère délictueux ;

» Attendu, en conséquence, que le Syndicat, en provoquant l'intimé à un délit, en vue de nuire à ce dernier, s'est rendu non recevable et mal fondé à réclamer des dommages-intérêts ;

» Renvoie... »

La Cour de Grenoble devant qui il en fut

appelé, fut d'un avis différent et infirma ce jugement (7 juillet 1892).

« Attendu, en effet, que le délinquant ne se prévaut d'aucune manœuvre de la partie civile de nature à surprendre sa bonne foi, qu'en dehors de toute rancune le fait même sur lequel repose la prévention, ne constitue pas, de la part du plaignant, une provocation à commettre un délit, mais simplement une constatation du délit ; que sans avoir à approuver ou à blâmer la nature du moyen employé, il suffit d'indiquer qu'il s'imposait presque nécessairement à raison des circonstances de la cause, pour arriver à cette constatation ;

» Attendu que la constatation du délit implique donc à elle seule la justification d'un préjudice ; que le syndicat des pharmaciens de la Drôme avait qualité pour en poursuivre la réparation ;

» Attendu que le fait en lui-même constitue, à l'égard du ministère public, un délit, abstraction faite des circonstances qui l'avaient déterminé et des conséquences qu'il pouvait entraîner ;

» Casse et annule... »

De cet arrêt nous pouvons conclure que le procédé des constats d'huissier peut être employé comme moyen de preuve et n'a rien d'illégal et qu'il est même tout indiqué quand d'autres moyens de constatation seraient impraticables.

L'action cumulée d'un syndicat et du pharmacien se portant parties civiles au même procès est admise ; l'un représentant des intérêts collectifs et les autres parce qu'ils sont individuellement lésés, sont en droit d'exiger concurremment des dommages-intérêts, qui leur seront accordés en cas de gain de cause.

(Thonon, 21 mai 1891.)

## DÉNONCIATION

Au point de vue du droit, le fait de signaler un délit au Parquet n'engage en rien la responsabilité des dénonciateurs alors même qu'il en résulte un préjudice pour l'incriminé, peut-être même une incarcération pendant la durée de l'information qui a été ordonnée, si la plainte le comporte.

Il est, en effet, du droit de tous les citoyens de signaler les délits dont ils se croient victimes, et le Parquet peut prendre telle mesure qui convient sans être tenu de réparer le préjudice qu'il occasionne.

Pour donner ouverture à une instance en responsabilité contre le dénonciateur en vertu de l'article 1382 du Code civil, il faut réunir et démontrer au juge tous les faits et circonstances qui dénotent la mauvaise foi du dénonciateur, son intention malveillante ou sa légèreté inexcusable.

## FERMETURE DE L'OFFICINE

Dans un arrêt de la Cour de cassation en date du 7 novembre 1889, nous lisons :

« Attendu que le prévenu était accusé d'avoir

exercé illégalement la pharmacie, que ces termes généraux comprenaient tous les modes d'exercice illégal, que loin d'en être exclu, le fait d'ouverture illégale d'une officine y était implicitement et nécessairement compris alors surtout que les textes visés dans les citations à comparaître prévoient et punissent ce mode spécial d'infraction, il s'ensuit que le Tribunal correctionnel pouvait ordonner la fermeture de l'officine et que la Cour d'appel infirmant ce jugement — sous prétexte que le fait d'ouverture illégale n'était indiqué ni implicitement ni explicitement par la citation et qu'il constitue une prévention nouvelle sur laquelle le Tribunal n'avait pu légalement statuer — a formellement violé les articles 182 et 183 du Code d'instruction criminelle, 6 de la déclaration du 25 avril 1877 et 25 de la loi de germinal. »

Il est donc bien établi, qu'en première instance, le Tribunal pourra toujours ordonner la fermeture de l'officine en cas de condamnation pour exercice illégal, mais le devra-t-il ? C'est problématique et laissé à son appréciation. Il sera toujours plus prudent, dans la citation ou les conclusions d'intervention, de demander la fermeture en indiquant tous les faits et en visant tous les articles de loi nécessaires. L'arrêt qui ordonne la fermeture d'une pharmacie ouverte en contravention à la loi n'a pas à se prononcer sur la question de propriété de cette pharmacie. Cette question importe peu ; ce qui importe, c'est que le fait de la contravention disparaisse par la fermeture ordonnée.

Lorsque la fermeture de l'officine illégale est

ordonnée, il est presque toujours possible au délinquant de pallier en partie sa condamnation en vendant sa pharmacie.

Il n'est pas rare, en l'espèce, que cette cession soit simulée. Néanmoins la justice est forcée de s'arrêter jusqu'à ce qu'on ait à nouveau fait juger que cette vente est fictive.

Pour parer à ce qu'une telle condamnation peut donc avoir de platonique, il est bon de conclure, en entamant le procès. à l'affichage et à l'insertion du jugement. Le public est toujours frappé de cette publicité et mis en défiance vis-à-vis du coupable.

L'autorité administrative semble même avoir ce droit considérable et d'ordonner préventivement la fermeture d'une pharmacie ouverte ou tenue illégalement.

En cas de conviction de plusieurs crimes ou délits, la peine la plus forte est seule appliquée. Ce principe du non-cumul des peines, malgré bien des divergences d'opinions, est généralement appliqué en matières d'exercice illégal de la pharmacie. Cependant il a été jugé que le débit de drogues médicamenteuses par un individu non muni du diplôme de pharmacien, l'annonce de remèdes secrets et la vente desdits remèdes, constituent trois contraventions distinctes qui, quoique poursuivie simultanément, doivent donner lieu a trois amendes distinctes.

Les peines de la récidive telles qu'en dispose l'article 58 du Code pénal, ne sont pas applicables en nature d'exercice illégal de la pharmacie. Pour des raisons identiques les circonstances atténuantes restent sans application, au moins dans la très grande majorité des cas.

Les contraventions sur l'exercice de la pharmacie se prescrivent par trois ans.

# CHAPITRE XIII

## ÉLÈVES EN PHARMACIE.— GARÇONS DE LABORATOIRE

Dans le cours du présent volume, nous avons eu l'occasion de parler de la responsabilité des élèves en ce qui concerne soit l'exercice illégal de la pharmacie, soit le maniement des drogues ; ici nous traiterons deux points spéciaux : le certificat de stage et la compétence pour les litiges qui peut les diviser d'avec leur patron.

### CERTIFICAT

Le patron peut-il refuser un certificat à ses élèves ou à ses garçons ? Non, de toute évidence. D'abord la police des écoles de pharmacie exige, pour l'examen de validation de stage, la production d'un certificat de ce stage ; c'est implicitement faire au pharmacien une obligation de le donner à son élève.

Pour l'élève qui ne se destine pas à entrer à l'école, le certificat à une autre utilité, il lui sert à prouver son expérience dans la profession par le temps qu'il y a consacré. Il ne le pourrait sans ce certificat. Le caractère indispensable que revêt ce certificat, dispense même l'élève, quand il entre au service d'un patron, de convenir formellement qu'en quittant il aura droit à s'en faire délivrer un. La convention est tacite, mais non moins obligatoire pour le patron que si elle avait été arrêtée.

Voici sur ce point ce que dit la loi du 2 juillet 1890 dans son dernier article.

Art. 3. — Toute personne qui engage ses services peut, à l'expiration du contrat, exiger de celui qui les a loués, sous peine de dommages et intérêts, un certificat contenant exclusivement la date de son entrée, celle de sa sortie et l'espèce de travail auquel elle a été employée. Ce certificat est exempt de timbre et d'enregistrement.

Il n'est point douteux que la loi du 2 juillet 1890 soit applicable aux élèves en pharmacie et garçons de laboratoire.

Le patron n'est point tenu de mettre sur le certificat une appréciation élogieuse, mais il ne peut non plus y insérer une mention désobligeante.

Serait-il responsable d'un employé à qui il aurait délivré un certificat de complaisance ? Evidemment oui. Dans cette espèce, le tribunal de commerce de la Seine a rendu, le 19 octobre 1898, un jugement qui peut se résumer ainsi :

Lorsque, sur la foi d'un certificat, un commerçant occupe un employé, si ce certificat est inexact et de pure complaisance, les renseignements donnés dans de semblables conditions engagent la responsabilité de leur auteur.

Le fait d'avoir laissé prendre sur de telles indications un préposé dont on n'a pu utiliser les services, occasionne un préjudice dont il est dû réparation.

C'est donc à tort, dans ces conditions, que l'auteur du certificat soutiendrait qu'il ne peut être rendu responsable des agissements de l'employé en question.

## COMPÉTENCE. — PRUD'HOMMES

A titre de renseignement :

Paragraphe II de l'ordonnance de police du 23 avril 1773 :

Aucun élève ne pourra quitter le maitre chez lequel il réside qu'il ne l'ait averti huit jours d'avance et qu'il n'ait obtenu un certificat de congé.

Paragraphe VII : Défenses sont faites aux maitres et élèves de contrevenir aux dispositions du présent règlement, sous peine, contre les maitres, de tels dommages qu'il appartiendra et 30 livres d'amende, et contre les élèves de pareilles peines et même de prison.

Cet usage des huit jours a été maintenu en y ajoutant cet autre : que pendant ce laps de temps l'élève reçoit deux heures par jour pour se procurer une autre officine. Nous verrons cependant quelle force il faut accorder à cet usage.

Quel est le Tribunal compétent pour juger les difficultés survenues entre le pharmacien et ses élèves ou garçons de laboratoire? Nous allons procéder par voie indirecte.

Au mois de mars 1882, M. Julliard, juge au Tribunal des Prud'hommes de Paris, pour la partie pharmaceutique, faisait à un journal technique la communication suivante :

1° Un pharmacien a le droit de visiter le contenu des malles au moment du départ d'un employé et, en cas de refus de la part de ce dernier, un agent de police peut lui faire donner immédiatement satisfaction ;

2° Toute discussion venant à s'élever entre pharmacien et employé, l'affaire doit être portée devant le Tribunal des Prud'hommes, plutôt que devant le juge de paix dont la compétence peut être déclinée.

Dans le cas où il s'agirait d'un domestique attaché au service personnel, et non à l'établissement, la compétence du juge de paix est seule reconnue ;

3° Si un renvoi est prononcé par un pharmacien ou si un congé est donné par un employé avant qu'il y ait dix jours d'écoulés depuis l'entrée de ce dernier dans l'établissement, ni l'un ni l'autre ne peuvent exiger : le premier, que l'employé fasse ce qu'on est convenu d'appeler ses huit jours ; le second, que le patron lui en paye l'indemnité représentative, dans le cas où celui-ci voudrait le renvoyer immédiatement ;

4 Dans le cas où les huit jours seraient exigibles, c'est-à-dire après les dix jours écoulés, le patron doit payer les huit jours s'il veut renvoyer sans motifs graves l'employé sur le champ ; et, par compensation, il a le droit de retenir huit jours

de travail sur ce qu'il doit, à l'employé qui refuserait de faire les susdits huit jours, ou une somme proportionnelle au nombre de jours qui resteraient à courir dans le cas où l'employé aurait commencé à les faire et refuserait de les terminer.

A la communication de M. Julliard, il fut presque immédiatement répondu que l'article 10 de la loi du 20 février 1810 portant règlement sur les Conseil des Prud'hommes et faisant énumération des professions justiciables de ce Conseil, ne parle pas des pharmaciens. L'exemple du juge de paix, de M. Julliard, n'a pas été suivi partout. Enfin, un décret du 7 mars 1875 ayant placé sous la juridiction des prud'hommes les pharmaciens du Havre, ceux-ci protestèrent et le ministre, par un décret inséré au *Journal Officiel* (29 novembre 1876), annula les dispositions de l'année précédente. En présence d'une telle indécision de la loi, il vaut peut-être mieux s'en tenir encore à l'article 38 de l'arrêté du 25 thermidor an XI (titre VI), ainsi conçu : « Aucun élève ne pourra quitter un pharmacien sans l'avoir averti huit jours d'avance ». La réciprocité des Prud'hommes brille ici par son absence. La fin de la réponse répudiait, avec indignation, aux pharmaciens la qualité de commerçants.

*In medio stat veritas*, dit un excellent proverbe. Elle se trouve dans l'article de M. Julliard pour le département de la Seine et dans celui de son contradicteur pour les départements où les pharmaciens ne seraient pas électeurs et éligibles au Tribunal de commerce et non pourvus d'une Chambre syndicale, ce qui, dans ces trois cas, atteste parfaitement, malgré le lustre du diplôme, que le pharmacien est commerçant au même titre que l'épicier et, comme tel, soumis aux mêmes juridictions.

Toutes les fois, ou peu s'en faut, que les élèves ou garçons de laboratoires se sont pourvus devant le Conseil de Prud'hommes, leur cause a été reconnue. En faveur de ce Tribunal, les justices de paix se sont constamment dessaisies

Et cependant, toutes les fois qu'il en a été appelé devant les juridictions supérieures, les décisions des Prud'hommes ont été réformées pour incompétence. On pourrait citer les arrêts de la Cour de cassation des 1er avril 1840 et 13 mai 1857, comme ayant fixé la jurisprudence, si l'on ne savait combien cette dernière a dû varier en ce laps de temps.

Il faut deux conditions pour entraîner la compétence des Conseils de Prud'hommes :

1° Le litige doit exister entre personnes des catégories suivantes: marchands, fabricants, entrepreneurs, chefs d'atelier, contre-maîtres, ouvriers ou apprentis ;

2° L'industrie à laquelle appartiennent ces personnes doit être nommément désignée dans les tableaux annexés aux décrets instituant, dans les diverses localités, des Conseils de Prud'hommes.

On devra donc, en cas de litige, s'assurer de l'existence ou de l'absence de cette seconde condition.

Pour l'autre, ce sera l'affaire des parties de plaider ou faire plaider par un avocat, car ce dernier, quoiqu'on en dise, peut défendre partout, même devant les Prud'hommes, la compétence ou l'incompétence du Conseil.

Plus récemment, une autre solution a été indiquée et tend à prévaloir. C'est de porter le litige devant le Tribunal de commerce, en vertu de l'article 634 du Code de commerce, ainsi conçu : Les tribunaux de commerce connaissent également : 1° Les actions contre les facteurs, commis des marchands ou leurs serviteurs, pour le fait seulement du trafic du marchand auquel ils sont attachés... »

Un arrêt de la Cour de Cassation (1er sept. 1848), porte même que notre article 634 s'applique aux actions que les préposés et commis des marchands peuvent avoir à exercer *entre eux*, respectivement, pour le fait du négoce auquel ils sont attachés.

Il s'établit, en outre, de plus en plus, que l'employé payé au mois ne peut être congédié que quinze jours après l'avertissement qu'il en aurait reçu.

D'une décision du 25 mars 1885, nous tirons les renseignements suivants :

Lorsqu'un employé de pharmacie, quel qu'il soit, a donné ou reçu congé de son emploi, les deux heures que l'on est dans l'usage d'accorder pendant que cet employé fait ce qu'on appelle ses huit jours, ne sont point exigibles et le pharmacien est absolument libre de les refuser ou de les accorder à titre gracieux à son choix. Le Conseil des Prud'hommes ne reconnaît pas le droit de les exiger.

En l'espèce, il s'agissait d'un homme de peine qui avait donné congé et voulait partir sur le champ, appelé en province par une lettre qu'il venait de recevoir, disait-il. Sur le refus de son patron et quand il vit qu'on allait lui retenir ses appointements d'une semaine, il consentit à rester, mais demanda à sortir deux heures par jour.

Le pharmacien, sachant que son garçon avait une place, lui dénia cette nouvelle prétention, mais malgré qu'il eut réitéré sa défense, à trois fois différentes, le garçon sortait le même jour pendant deux heures. Il voulait ainsi mettre son patron dans l'obligation de le renvoyer sur le champ pour refus de service (ce qui fut fait d'ailleurs) et pensait s'exonérer ainsi de la retenue dont il était menacé.

Contre toutes ses prévisions, la retenue fut opérée, ce qui était le droit strict du patron ; il en appela au Conseil des Prud'hommes. Là encore il devait être malheureux : il fut débouté de sa demande et condamné aux frais.

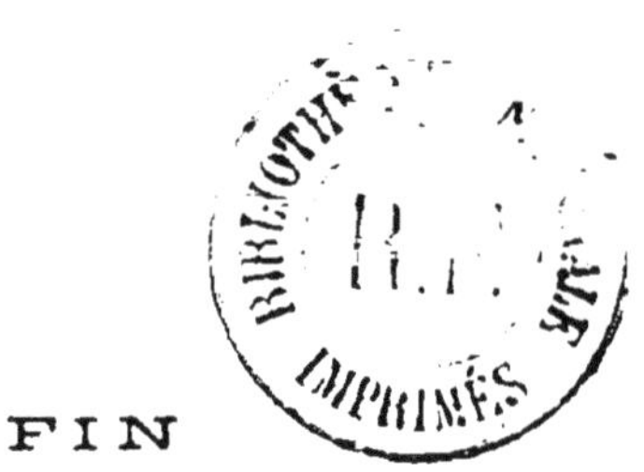


FIN

# TABLE DES MATIÈRES

FIN DE LA TABLE DES MATIÈRES

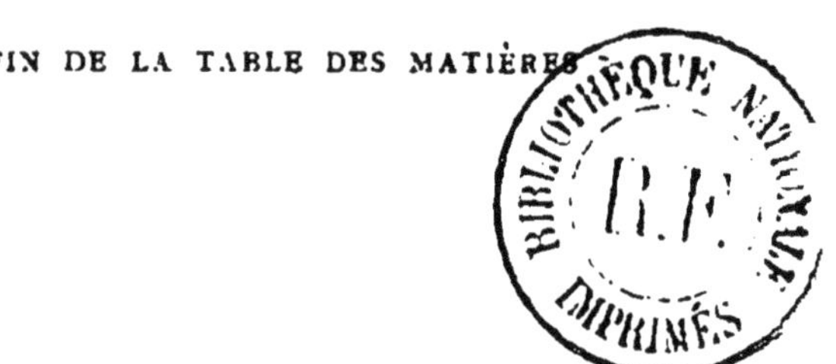

www.ingramcontent.com/pod-product-compliance
Ingram Content Group UK Ltd.
Pitfield, Milton Keynes, MK11 3LW, UK
UKHW022105260726
13993UKWH00001B/327

9 782329 279602